誰も書かなかった口臭症治療のすべて

もう、口臭で悩まない！

日本口臭学会常任理事
医療法人 ほんだ歯科
本田俊一

アーク出版

プロローグ

健康で豊かな生活をおくるために

あなただけではない「口臭」の悩み

私は、今から15年前の2000年に、口臭について深く悩む「口臭症」に対する治療方法を発表しました。その後、その治療方法の評価を得るために、また治療方法の普及のため、そして治療方法を学ぼうとする先生方の指導研修を兼ねた公開診療をしながら現在までに7000人ほどの患者さんと向き合ってきました。今では、ほんだ歯科で学んだ先生たちによって、日本や海外でもほんだ式口臭治療が普及してきました。

その結果、皆さんが想像する以上にたいへん多くの方が口臭に悩んでおられるということを実感しています。

口臭症の特徴は、実際に口臭がひどいか、ひどくないかにかかわらず発症するところが他の病気と違うところです。つまり実際にひどい口臭をまき散らしている人の何倍、下手をすると何十倍もの人が自分の口臭に悩み、苦しんでいるわけです。

後に詳しく書いていきますが、ある調査では成人の10人に1人、人口比に換算すれば日本全体で1000万人もの人が口臭症で苦しんでいる、との結果が出ています。

風邪や腹痛などと違って、口臭症の場合は患者さん本人が恥ずかしがって、簡単に医者にはかかりません。したがって、口臭症に苦しむ患者さんはそれ以上の数に上るのではないかとも思われます。

無臭の息は健康の証

口臭は吐く息に乗って会話の時にもたらされます。人は会話する時、口呼吸をしながら会話するためです。

口臭を構成するガスは、健康であっても飲食の嗜好《しこう》や生活習慣、体調の変化に応じて発生します。口腔内や鼻腔内部に常在する菌や病原菌、体内の臓器による飲食物の代謝の老廃物、臓器の疾患に由来する不良な代謝産物などが口臭の原因です。

口臭は身体のコンディションに応じて、または生命体の営みの結果として作り出される臭気です。ということは逆に、口臭のガス分析をすれば、いろいろな病気が早期に発見できる可能性もあり、現在、病気の診断方法の一つとして研究が進んでいます。

口臭や体臭を嗅いで病気を診断することは「嗅診《きゅうしん》」と呼ばれ、東洋医学で古くから行なわれていた診断方法です。

最近では我々がにおいとして認知できないような微量なガスを口臭や呼気から分析する呼気分析学も注目を集めてきました。嗅覚が人間の1万倍も鋭い犬に体臭や口臭を嗅ぎ分けさせて、早期の癌《がん》を発見する「癌検知犬」もいます。

心身ともに健康な状態であれば、不良なガスが作られることがほとんどないので、不快な口臭はありません。つまり「無臭の息は健康の証」ともいえるのです。

病気予防、そして楽しい人生のために…

口臭について正しく理解し、無臭の息をみずからコントロールするということは、自分の意志で自分のベストな健康状態をコントロールすることにもなります。

反対に、急に口臭がきつくなれば体調の変化や病気の前兆でもあるということです。つまり口臭は「体調の指標」として有効だということです。

私は、本書を通して、口臭と心身の健康との関係を理解していただき、自分自身の身体のコンディションを知ると同時に健康で豊かな人生をおくってもらえることを願っております。

目次

プロローグ　健康で豊かな生活をおくるために

第1章　あなたの口臭は「気になる」だけですか
——現代人の多くが口臭症またはその予備軍

第2章 口臭が発している「警告」を見逃すな
――医学的にみた口臭の正体

第3章

知られざる「口臭外来」の世界
——最新医療情報と研究の成果

第5章 口臭は「セルフコントロール」できる
――QOLを高める暮らしの医学

口臭に関するQ&A

装幀　　　　　内堀明美
カバー写真　　pio3/Shutterstock
本文イラスト　石井真喜子
本文 DTP　　　月・姫株式会社
編集協力　　　みなかみ舎

第1章

あなたの口臭は「気になる」だけですか

——現代人の多くが口臭症またはその予備軍

人に会う時、身だしなみを整えるとともに、
歯磨きをする人も少なくない。
口臭予防もエチケットだという認識が多くの人にあるためだろう。
だが、口臭を「気にするだけ」ならともかく、
なかには、口臭について「悩んでしまう」人もいる。
いってみれば、口臭の悩みに振り回されて「口臭症」に陥ってしまう人。
もしも口臭症だとすれば、どうしたらいいのだろうか。
その解決策は歯磨きではない。
では、口臭症の人とはどのような人なのか。
あなたに心当たりはないだろうか。

口臭に悩むタレントさんも少なくない

私は、口臭治療やその指導に携わってきたせいか、しばしば口臭についてのコメントを求められます。テレビに出演して話をすることも多く、放送後や収録後に番組でお会いしたタレントさんから口臭について尋ねられることも少なくありません。じつは多くのタレントさんが「口臭について非常に気になる」と証言しています。

口臭外来を始めた頃のことです。ある芸能事務所から連絡があり「所属するタレントさんの口臭について対応してほしい」という要請を受けたことがあります。本人が気づいていないことも多く、そういう場合はマネージャーさんからの要請となります。本当に臭い「病的な口臭」があるケースです。

逆にマネージャーを通すことなく、本人から何とかしてほしいという連絡もあります。この場合は、後に説明する「生理的口臭症」という「誰にでも起こり得る生理的口臭について悩む病気」であることが少なくありません。その場合は、本番などの緊迫した時にだけ問題となる「緊張時口臭」が出やすい人であることが大半を占めています。

大スターにひどい口臭があったとしても、誰も指摘などできません。イメージダウンになりかねないので話題にできないことも多く、その人が亡くなってから都市伝説のように噂になったり雑誌に書かれたりします。真偽のほどはわかりませんが……。

「気にする」と「悩む」との大きな違い

もちろん、口臭を気にするのは芸能人に限ったことではありません。他人の口臭が気になる一方で、多くの人たちは自分自身の口臭を気にします。ちょっと気にするだけならいいのですが、なかには気にしすぎる人もいます。そういう人が、身近な人から口臭を指摘され、自分の口臭が周囲の人に迷惑をかけているのではないかと悩みだし、一日中、口臭のことが頭から離れなくなると、それはもう日本口臭学会で定義する「口臭症」の状態です。

「口臭について悩む」症状ですから、メンタルな病気のように見えます。しかし口臭症の本当の怖さは、他人との会話に常に不安を抱き、消極的になり、やがては社会的なコミュニケーションがうまくいかなくなり、日常生活にも支障が出るようにもなることです。

口臭は、多くの人が気にしています。しかし「悩む状態」と「気にする状態」には大きな違いがあります。

「気にする」場合は、文字どおり気にするだけのことで、「××を食べたからかな」などと発想の転換ができますから、気になった口臭に対応策をとることで、たとえばガムを噛んだり、歯を磨いたりするだけで気にならなくなります。

しかしそれが「悩む状態」になると違ってきます。ガムを噛んでも、歯を磨いても、考えられる限りのことをしても、やはり気になり、どうしていいかわからなくなる状態です。その結果、絶えずどうしたらいいのか考え続けたり、調べたりして、口臭について振り回される状態になるのです。

精神科では解決できない口臭症

「口臭症」は悩みの病気ですから精神的な疾患のジャンルになります。しかし患者さん自身は口臭に対する不安と不快感をもっています。そのため、通常であれば問題にされない、誰にでも起こり得る生理的口臭で悩んでいることが多く、単純に精神的なトラブルによる精神疾患とはいえないのが特徴です。つまり、抗不安薬を服用しても解決できないことが多いのです。

たとえていえば、失恋してうつ状態になった、あるいは会社が倒産してリストラされて路頭に迷ったというような場合、精神状態が不安定になってしまうこともありますが、その悩みは精神科を受診すれば治るでしょうか？

失恋した人に新しいパートナーができたり、ロト7で7億円が当たったりしたらどうでしょう。悩みが消えるだけでなく、気持ちが晴れ晴れとするのではないでしょうか。

口臭症も同じです。彼等には、彼等にしかわからない「実感している医学的な理由（不安な感覚）」があるのです。また、一度そうなると、生理的口臭にも悩んでしまいます。

しかし、そのような「本人にしか実感できない不安感覚」を除去できれば問題は解決します。あるいは、自覚する口臭をゼロにしてしまえば解決できるのです。

なかなか人に言えない悩み…それが口臭

誰でも悩むことはあります。問題が起きて、いくら考えても解決策を見出せなくなった時に悩みます。そうして、どうにもならなくなると、周りの誰かに相談します。それでも解決できないときは、たとえ有料だったとしても専門家を訪ねて解決策を教えてもらうでしょう。

しかし、なかには人に話せない悩みもあります。たとえば「尿漏れ」「痔」「性病」など少し恥ずかしい身体に関する悩みです。このようなケースも専門的な病院がありますあるいは専門的に解決してくれるところがあります。周囲の人に相談しても、専門機関を受診しても、解決できないとわかれば現状に甘んじることもできます。

ところが、口臭の悩みはなかなか解決できません。身近な人にも相談できず、専門的な病院もわからないため、自己解決できないまま悩み続けることになります。

医学的に「口臭症」を分類すると…

日本口臭学会では、口臭症（疾病）を表1―1のように分類しています。

日本口臭学会の口臭症の分類では、第三者の嗅覚を刺激する臭気があるかないかにかかわらず、本人が口臭を気にして悩んでいる病態（疾病）の分類になります。つまり、他人にその人の口臭がわかるかどうかは関係ありません。

表1-1　口臭症（疾病）の分類

生理的口臭症		
病的口臭症	器質的（身体的）口臭症	
	心理的口臭症	神経症性障害 不安障害，身体表現性障害，社会恐怖（Social Phobia）の身体型（自己臭）など
		精神病性障害 統合失調症，妄想性障害，自己臭妄想など

とくに生理的口臭症（健康な人でも起こる生理的口臭について悩む症状）の場合、悩んでいる口臭は本人にしか自覚できないこともあります。

誰かに相談したとしても「そんな口臭は誰にでもあるよ」と言われ、基本的な病気がないために医療機関を受診しても「問題ありません」と取り合ってもらえないことがしばしばです。

病的口臭症のうち、器質的口臭症は悩んでいる口臭が病的な口臭の場合で、基本的に原因となる病気、たとえば重篤《じゅうとく》な歯周病や耳鼻科疾患、糖尿病などの内科的疾患などがあり得ます。

心理的口臭症は、訴え自体が精神科的疾患によるケースです。実際は精神病による場合や脳腫瘍などによって感覚神経が圧迫を受けたことによる精神科的な幻覚で、患者数としては非常に少ないケースです。

延々と繰り返される悩みの連鎖

口臭症に最も多い生理的口臭症は、次の3つの悩みが連鎖しています。口臭症が解決できないのは、この3つの悩みが延々と繰り返されているからです。

①自分は口臭を感じるし、しばしば起こっているのに、誰に聞いても「大丈夫」と言われ「問題ないよ」と相手にされない。自分の訴えを誰にも親身になって聞いてもらえない悩み、または恥ずかしくて誰にも訊けない悩みになる。

②自分の口臭の原因がわからない悩みで、歯周病的な臭気を感じるので歯科を受診してみるが「問題ない」という診断を受けると「歯周病」と認定してくれる歯医者に出会うまでドクターショッピングを繰り返してしまう。また、喉からの異臭を感じた場合は耳鼻科をドクターショッピングするようになる。しかし、たとえ何かの処置をしてもらったとしても生理的口臭を感じ続けるために途方にくれる。

実際に、すべて健康な歯であるにもかかわらず「歯から口臭がしていると思うので歯を全部抜いてほしい」と懇願され、ドクターショッピングを繰り返した結果、当院に紹介されて来院される患者さんも少なくありません。

③どうしていいかわからず悩み続け、結局、多くの病院を転々としても解決できなかったので、最後には対策は自分で行なうしか解決する方法がないと思い込んでしまう。インターネットで検索すれば多くの口臭対策製品がヒットする。そこには「個人の感想です」と断って、利用者の喜びの声などが延々と書かれており、藁《わら》にもすがる思いで、いろいろな製品を買ってみたくなる。実際に多くの患者は口臭に効くと喧伝されている洗口液や舌磨きグッズ、サプリメントなど、ありとあらゆるタイプの製品をたくさんもっている。莫大な費用と労力をかけて対策をほどこしても、自分の悩んでいる口臭についての不安が消えることはない。「やっぱり口臭がある……」と悩みはいつまでも解決できないまま。

口臭症の人は、この3つの悩みのループを繰り返しながら、何十年も悩み続けることになるのです。いつまで経っても不安は消えず、それどころか大きくなるばかりで、ついには精神的な問題にまで発展してしまうのです。

口臭症を発症する人には共通点がある

なぜ口臭を気にするだけでなく、日常生活に支障が出るほど悩んでしまうのでしょうか。

じつは口臭症を発症する人には共通した「人格」「性格」があります。そして、同じような経験をもち、同じように悩んでいるのです。口臭で悩む人は集団の中で他人が存在しているために悩んでいます。

「私の口臭が周囲の人に迷惑になっていないか？」「そうだとすれば、会話しないほうがいいのではないか？」「その場所にいること自体が迷惑ではないのか？」といったように……。

もしも一人ぼっちで部屋にいるのなら、あるいは無人島で暮らしているのなら、決して悩むことはないでしょう。口臭症の人は他人のことを思うがゆえに悩むのです。

口臭に悩んだことのある人は、口臭が会話する時に迷惑だということを知っています。多くの人が口臭のひどい人と会話した経験があるからです。その経験から「もしかしたら自分にもひどい口臭があるのかも」という恐怖感を抱いてしまうのです。

そのような時、相手に「私の口、臭《くさ》くない？」（本書で「臭い」という表記は「におい」ではなく「くさい」とお読みください。「におい（匂い・臭い）」については「におい」と表記します）と率直に尋ねることができればいいのですが、往々にして相手に訊く勇気を持ち合わせていません。そしてまた、訊いたときに「臭い」と言われたりしたらどうしよう……という不安もあるからです。口臭症の人は、臆病《おくびょう》であると同時に、自分はいつも迷惑をかけない存在でいたいという強い願望があるのです。

つまり、口臭について悩む人は、協調性のある、真面目な人です。社会生活で「人の迷惑にならないように」を常に心がけている人なのです。

反対に、周囲のことに無頓着で「オレオレ」的であり、集団でも自分の評価を気にすることのない人が口臭症に陥ることはありません。

会話する相手の仕草に不安を覚えたら重症?

生理的口臭症の人でも、たとえば家族には、自分で口臭を感じた時「口臭がしていない?」と訊けるかもしれません。しかし、会社や学校など訊ける相手がいない場面で自分の口臭を自覚し、不安に思ったらどうしますか。

そういう時、口臭が気になる人は相手の行動を観察してしまいます。会話をしながら「相手が私から離れようとしていないだろうか」「臭そうな顔つきをしてないだろうか」という思いが駆け巡ります。そして口臭症の人は「臭いと感じたら、話している相手が距離をとったり鼻に手をもっていったりするはずだ」と思ってしまうのです。たまたま生理的口臭を自覚した時に、話している相手が少し距離をとったり鼻に手をもっていく仕草をしたりすると、それだけで「相手に迷惑をかける口臭があったサインだ」と確信してしまうのです。

口臭に不安を感じ始めると、会話をしていない時でも、周囲の仕草を常に意識して見るようになっていきます。

最初のうちは、会話している時に目の前の人がそのような仕草をすれば、その時にだけ口臭があったと思うのですが、やがて、1m先の会話をしていない人が鼻に手をもっていく光景を見ただけで、私の口臭は1m先にまで届いているのだと思うようになります。もし5mも先にそのような仕草をした人がいるのを見て不安になったとしたら、あなたはかなりの重症患者だと診断されるでしょう。

口臭に対する不安が大きくなればなるほど、遠くにいる人の行動まで観察するようになり、だんだんと人込みを避けるようになり、さらには満員の電車やエレベーターには乗れなくなってしまいます。そのうち怖くて街を歩けなくなってしまいます。

私が臨床で経験した例では、次のような事例がありました。

①ある大学教授の訴え……私が講義する部屋は70人くらい収容できる階段教室ですが、講義のため教壇に立ち、喋り始めると、前のほうに着席していた学生が鼻を手で押さえて臭そうにします。やがて、最後列の学生までもが鼻を手で押さえ、咳き込んでしまうのです。

②ある内科医の先生の訴え（奥さんが心配されて同行されてきた例）……家内は口臭がないと言うけれども、そんなことはありません。出勤したら待合室を横切るのですが、そのたびに待合室にいる患者さんが鼻に手をもっていったり咳き込んだりします。それほど私の口臭はひどいものです。

③ある会社の社長さんの訴え……私の口臭はひどくて、プラットホームで電車を待っていて、反対側のプラットホームに立っている学生の集団と目が合ったのですが、その時に全員が鼻に手をもっていくほど臭いのです。電車に乗る時は、周囲の人に迷惑がかかるので決して座席に座らず、到着すれば開く反対側の扉の前に外を向いて立ちます。今日、たまたま電車が停止している時に反対側の電車も停止していて、ちょうど目の前に、私が立っているのと同じ、開いていない扉に立っている人と目が合ったのです。その瞬間に相手の人が鼻に手をもっていったのです。私の口臭は、閉じている扉を通り抜け、向かい側の閉じている扉の内側にいる人にさえ迷惑をかけるほどひどいのです。

これらの例は、大げさなものではなく、口臭症患者が最初に訴えるごく一般的なものです。患者さんは世間でも良識のある人たちで、その人たちの話を書いたにすぎません。いずれのケースも不安を抱きつつも社会生活は維持されていました。

もしもあなたが口臭症の専門医になれば、毎日ほとんどの患者が同じような訴えをすることに慣れてしまうでしょう。一方、この訴えを聞いて「その気持ちがわかる……」と共感できた人には「口臭症」のリスクがあるかもしれません。

口臭症の人に共通する訴えは「関係妄想」「恐怖症」と呼ばれ、あたかも精神疾患の症状のように思われがちです。しかし口臭不安は誰にでも起こり得る現象です。口臭に限らず人に言えない外見上のコンプレックスがあれば、人目が気になるということは誰にでもあるはずです。これが、ひとたび悩みに代わってしまうと病的に周囲が気になってしまい、悩んでいない人からすれば奇異に感じるだけなのです。

さきほどの例の他にも「誰かが咳き込んだり咳払いをしたりすると不安になる」「なんか臭くない？　という言葉を聞くだけで、自分の口臭のことを言われていると思えてしまう」「会話中に相手がうつむいたり顔をそらしたり、目線を外したりすると、自分に口臭があるのではないかと思う」などの事象があります。

しかし、こうした仕草が、じつは口臭で悩む人自身の特徴でもあるのです。患者さんに初めて接触し、問診を行ない、会話で臭気があるかどうかチェックするために近づくと、口に手を当てるし、距離をとろうとします。正面から喋って確かめようとすれば顔をそらされます。

そこですかさず「あなたはどうして会話する時に口に手を当てるのですか？　なぜ距離をとろうとするのですか？　私の口臭はきついですか？」と訊いてみると、たいていの患者さんは「とんでもない。先生の口臭は大丈夫ですが、先生にご迷惑をかけるといけないので……」と答えるのです。

口に手を当てるのは、歯を見せることにコンプレックスがあったり、日本の文化として笑ったり会話したりする時に口の中を見せないようにするのが礼儀作法であるとされることとも関係しています。「男は笑うな」とか「大きな口を開けて笑ってはいけない」と、子供の頃にしつけられた人も多いことでしょう。

しかし「意識」していなければ、相手の仕草などいちいち気にすることはありません。たとえば、あなたは毎日、多くの人とすれ違っているはずですが、そのうち、いったい何人の顔を思い出せるでしょうか？「意識していなければ目に入っても見えていない」わけで、要するに、すれ違った人の顔などほとんど思い出せないはずです。

口臭症も同様です。口臭に対する不安があるから、相手の仕草や言動を意識してしまい、関係妄想が起こるのです。話す相手の口に手をもっていくような仕草や距離をとるようすが気になっているとしたら、あなたには口臭症の可能性があるということです。

スメハラから起こり得る逆スメハラ

最近「自分自身の体臭や口臭、香水・柔軟剤の芳香」などによって周囲の人に迷惑をかける行為が「スメハラ」と呼ばれ、社会問題になりつつあります。

スメハラは、パワハラやセクハラとは異なり、本人に加害者意識がないのが特徴で、しかも被害者は加害者に訴えにくいケースが少なくありません。その結果、被害者は我慢を強いられることになります。

会社などで問題にしようとしても、においを指摘することは、その人の尊厳にもかかわるために対応しづらい面もあります。様々なハラスメントの中でも、厄介なハラスメントが「スメハラ」で、2社に1社の割合でスメハラがあるという調査報告もあります。

しかし、そもそも周囲に迷惑をかけているという自覚ができないため、じつは誰もが無意識のうちに加害者となり得る危険性を孕《はら》んでいるのです。

口臭や体臭は、本人に指摘しづらいために、陰で同僚同士や友人同士が、対象となる人のことをグチることが少なくありません。「加害者」はやがてグループの中で避けられ、存在そのものを露骨に忌避《きひ》され、差別され、中傷されるという「逆スメハラ」も起こり得ます。

その一方で、口臭症に陥ると、人と会話することが苦痛になり、逃げ出したくなります。「面と向き合えば相手に不快感を与える」と思って相手の目線を外し、他人が話しかけてきてもなるべく会話を避けようとします。そうすると、集団の中に一人だけぶっきらぼうで無口で、ついには誰も寄せつけない雰囲気を醸《かも》し出してしまいます。

閉鎖された集団であれば、いじめの構造も生まれます。当事者も疎外感《そがいかん》を覚えるようになり「自分は口臭があるために避けられ、仲間はずれにされている」と感じ、その状態はますますエスカレートしていきます。

しばしば中高生が口臭症のためにいじめにあったり、不登校になったりする事例がありますが、ほんとうの原因は口臭とは限りません。みんながその人を避けたのではなく、その人が周囲を極端に避ける行動をとっている場合も多いのです。

周囲に迷惑をかけまいと思った気持ちが理解されないまま、いじめの原因を作ってしまうのです。集団において異質な空気感をもつ人は目立ち、その半面、コミュニケーションがうまくとれず、いじめの原因になってしまうということです。

余談ですが、筆者が中高生の頃、男ばかりの年子の3人兄弟で、しばしば母親から足が臭いことや口が臭いことを注意され、兄弟間でも互いに「口が臭い」と言い合っていました。自分たちでも自覚しており、時には息を吹きかけた相手が臭がるのを見て面白がっていました。

口臭は、注意する母親にも時々あったし(親に面と向かって「臭い」と言えなかっただけです)、時々起こることも自覚できることも認識して受け入れてしまった結果、悩むことなく天真爛漫に生理的口臭を容認していたのだと思います。

ひどい口臭になぜ本人は気づかないのか

会話中に迷惑なのが相手の口臭です。しかし、その相手が大切なお客さんだったり、上司だったり、つきあい始めたばかりの彼氏や彼女だったらどうしますか？　しかも不思議なことに「口臭がきつい人ほど話し好き」だったりします。

なぜ、いつも口臭がひどい人は自分の口臭に無頓着なのでしょうか。その一方で、なぜ悩むほど自分自身の口臭を気にする人がいるのでしょうか？

その理由は、嗅覚の特性にあります。

嗅覚は五感の中でも、きわめて重要な感覚で、本来、動物が餌を探したり危険を察知したり異性を見つけたりするためのものでした。しかし人にはそのような機能があまり必要ありません。そのため、人の嗅覚は鈍感だといわれますが、それでも1万種類ものにおいを嗅ぎ分けられると考えられています。

嗅覚は同じ刺激を受け続けると、その臭気を感じにくくなってしまう「順化」が起きやすい感覚です。ただし、あるにおいに順化が起きても別のにおいには反応します。香水をつけたばかりの時はよい香りを感じますが、時間が経つとそれを感じられなくなり、効果が消えたのかな？　と思ったことはありませんか。

ところが、自分ではそう思っていても、たまたま知り合いに会って「いい香りがしているね」と言われ、まだ香水の香りが残っているとわかったという経験はありませんか。これはつまり「順化」が起きて自分では香水の香りを感じなくなっていたわけです。

ひどい歯周病の人の病的口臭も、その病的な口臭に対して順化が起きているため本人はまったく感じることができなくなっているのです。

同じことは腋臭《わきが》などの体臭にもいえます。非常に強い体臭（腋臭）のある人も、自分の体臭に対しては常に一定レベルの臭気が継続しているので自分ではわからなくなります。

しかし、そのにおいには順化が起こっていたとしても、他のにおいには敏感に反応します。歯周病で会話のたびに猛烈にきつい口臭があっても、近くに芳《かぐわ》しい香水をつけた女性とすれ違う瞬間に、その香りには反応できるということです。

病的口臭の場合は、口臭の原因を検査などで調べ、患者さんに適切な治療をほどこし、改善をはかります。

常に生理的口臭を感じてしまうのは幻覚か

体臭のある人と会った瞬間は不快になりますが、その人と密室で過ごしていると、そのにおいにすら順化が起こって、当初、臭いと感じた体臭にも慣れてしまうことがあります。ところが口臭だけは会話のたびに発生し、会話が中断すると口臭もなくなるので、嗅覚の順化が起こらず、たとえ密室にこもったとしても会話するたびに臭いと感じます。生理的口臭もその臭気があったりなかったりするため、発生するたびに悪臭を感じてしまうのです。

ペットを飼っている人の部屋を訪れると室内にペットのにおいがこもっていて、他人は獣臭を感じるのに飼い主は全然感じていないことがあります。これも順化が理由です。

口臭を意識し始めると、口臭を感じた記憶だけがはっきりと残り、口臭が消えた時のことは憶えていないので「口臭を感じた時」という「点と点」がつながりあって、あたかも継続して感じているような錯覚に陥ります。たとえば、起きてすぐに感じた起床時口臭が人の活動とともに消えたことを認識できないのです。そのため生理的口臭症の人は「自分の口臭を常に感じる」と訴えるわけです。

ところが周囲の人は、距離によってはその人と会話してもまったく感じないので、口臭症患者の訴えていること自体が幻覚のように思えてしまうのです。

健全な社会生活を阻害する危険

深刻な口臭症に陥ると、その人の社会生活は一変します。

図1－1のグラフは、最近受診された患者さん200名のQOL（quality of life ＝生活の質）の低下を示したものです。口臭に対して強い不安が常にある場合は、他人と会話することが非常に不安になり、その結果、社会的なコミュニケーションが不能となり社会生活のQOLが著しく低下するのです。

このグラフを見るとわかるように、16％の患者さんは社会活動がまったくできなくなり、クリニックを受診することすらできなくなっていきます。

67％の患者さんは、かろうじて社会生活ができているものの、コミュニケーションに対して非常に大きなストレスを抱え、精神的につらい生活をおくらざるを得ないことがわかります。この集団は症状が悪化すればやがては社会生活ができなくなる可能性がある人たちです。

意外!? 医療関係者に多い口臭症患者

口臭症は中高生時代に発症する人が多いのが特徴です。意外かもしれませんが、患者さんと

図1-1　QOLの低下

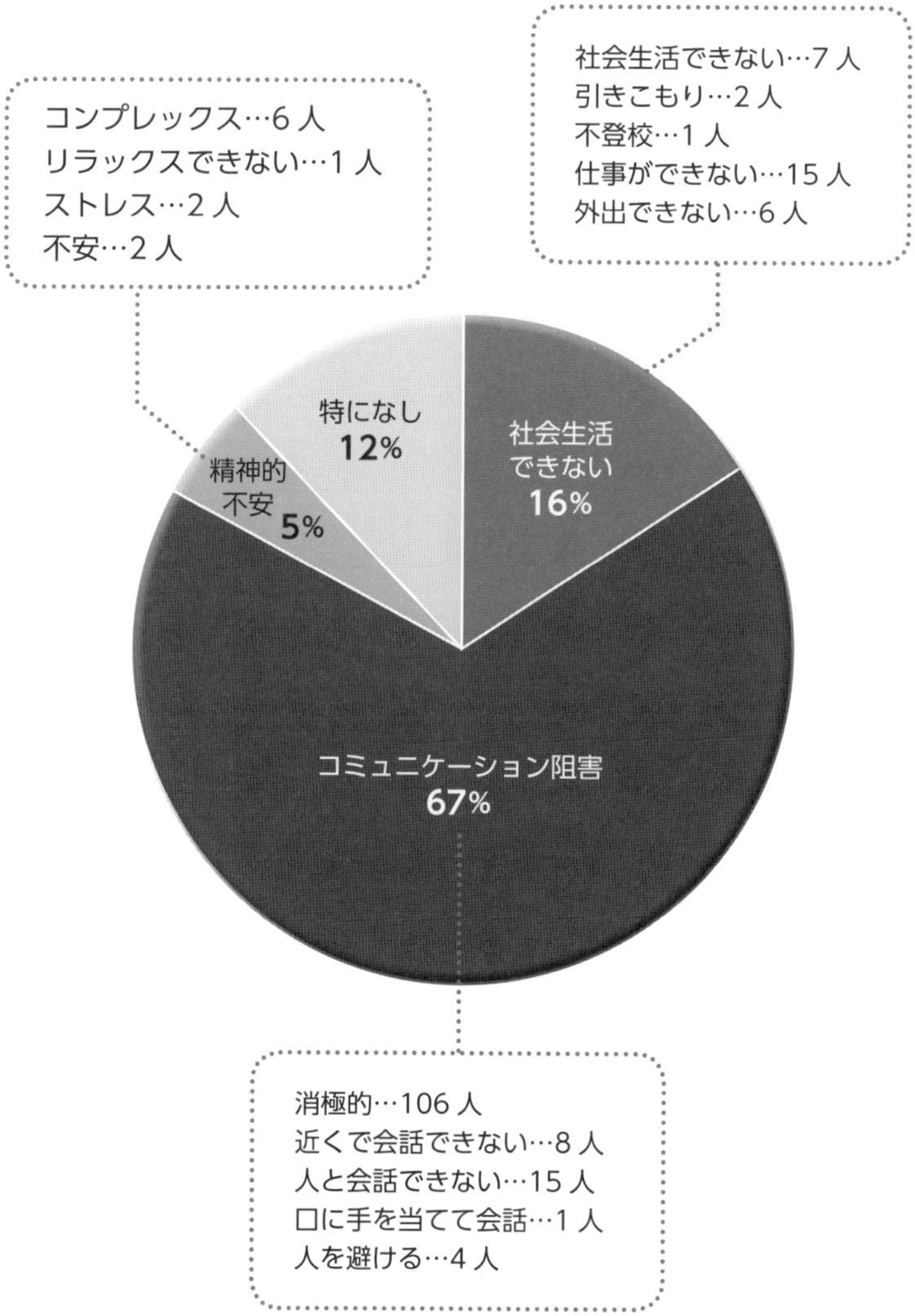
コンプレックス…6人
リラックスできない…1人
ストレス…2人
不安…2人
社会生活できない…7人
引きこもり…2人
不登校…1人
仕事ができない…15人
外出できない…6人
特になし
12%
精神的
不安
5%
社会生活
できない
16%
コミュニケーション阻害
67%
消極的…106人
近くで会話できない…8人
人と会話できない…15人
口に手を当てて会話…1人
人を避ける…4人

至近距離での会話を余儀なくされる医療関係者の口臭症患者さんも少なくありません。

来院する患者さんの中には「中高生時代に口臭について悩み始め、いろいろと試したが改善できず、医者になれば自分の口臭が治せるに違いないと一念発起して医学部へ。しかし口臭は解決できず、患者さんと会話するたびに不安はますます大きくなり、結局、患者さんと会話しないで済む顕微鏡で黙々と切片を見る病理診断の医師になった。それでも日常生活では誰かと話さなければならず、それさえも苦痛になった」という方がいました。

問診では、口臭を感じることのできない生理的口臭症の患者さんでした。

また、歯科医師の奥さんが発症し、口臭を治そうとして40歳から歯科衛生士学校に入学したという方もいらっしゃいます。自身の歯科医院のホームページ上で公開されている徳島のカマタ歯科クリニックの先生とその奥さんのエピソードです。許可を得て紹介します。

現在、この先生は、私の指導を受け徳島で口臭症の専門外来を開設され、治療にもあたっていらっしゃいます（カマタ歯科クリニック　鎌田賢介先生　〒770－0917　徳島県徳島市両国橋5－2　http://www.1kam.com/）。

口臭症の妻を抱えた歯科医とその妻のエピソード…私が口臭外来を始めた理由

※注：一部専門用語が現在は変わっているので変更しています（自臭症→口臭症と変更）。

じつをいうと私の妻は生理的口臭症でした。最初、私はそのことに気づいていませんでした。

妻の苦しみや悩みを理解していませんでした。

院内で受付を担当していた妻が仕事をやりたがらなくなり、受付でマスクを外さなくなったのです。患者さんが妻の口臭を感じて体を後ろにそらすとか、子供に変なにおいがすると言われたとか……私に訴え、口臭がしないか度々聞いてきました。

私が20〜30cm近くでにおいを嗅いでも実際に感じないので「におわない」と言っても「ホント？　ホントににおわない？」と執拗《しつよう》に聞いてきました。妻の口臭を感じることができなかったので、答えるのも億劫《おっくう》になり、その話題に触れないようにしていました。

そんな折「口臭外来で有名な某大学で治療を受けたい」と妻が言ったので、納得できればと賛成しました。大学ではガス測定等の検査を受け、数値的にも問題はなかったようでした。「生理的口臭であり、気にすることはないと言ってくれた」と、妻は納得いかないような顔で帰ってきました。

私は「専門医が口臭はないと言ったのだから気にする必要はないのだよ」と勝ち誇ったように言いました。それからも妻の「におわない？」の質問に辟易《へきえき》して「また、何を言っているのだ」と叱ることもありました。今考えてみると冷や汗ものです。

その頃、たまたま本田先生の口臭セミナーを受ける機会があり、口臭症の本当の意味を知ることができました。本田先生の説明が妻の症状と同じことに気がつき、妻に対する大変な無理解を認識しました。そこで早速、妻に受診を勧めました。

受診後、妻の表情がすっかり明るくなっていったのには驚き、感激しました。そして3週間後の2度目の受診の時には口臭に対する妻の不安はすっかり消え、私の口臭に対する理解も深まり、かつての妻の悩みや苦しみも共有でき、感動を覚えました。

歯科医である夫の私が理解できなかったのだから、一般社会での口臭治療、口臭症はまだまだ盲点ではないかと思います。この問題は歯科の歯周病や虫歯を治すだけでは絶対に治らない精神的な問題が大きく、それに付随して生活環境を整えていくことの大切さがよくわかりました。妻のような悩みや苦しみをもつ人が少しでもなくなるよう、このほんだ式口臭治療を広めることが歯科医としての責務であると考えました。

その後、本田先生のご指導を受け、幸い提携歯科医院として認定を受けることができ、光栄に思っております。私はほんだ式口臭治療の伝道師《エバンジュリスト》になりたいと思っております。

口臭症だった、歯科医（鎌田先生）の妻の証言（ホームページより転載）

元口臭症の衛生士タカハシで～す！（院では旧姓使用の為）

〝ナンテ軽い〟と思われるかもしれませんが、こんなに明るくなりました。口臭症を克服できるまでは、どんより暗い雲に覆われている感じでしたのに。

そもそも初めて口臭の指摘を受けたのは中学1年生の頃でした。当時は体操部に所属しており、部活動後、炭酸飲料とスナックで空腹を満たし、喉の渇きを潤すのが日課でした。当然、虫歯がたくさんできたので口の中にはいつもコンプレックスをもっていました。だから、その頃もあまり人に近づいて会話することは避けていました。それでも人と話ができないというような極端なものではありません。それなりに楽しい学生生活をおくり、主人とも結婚、子供も3人生まれ、幸せに暮らす日々でした。しかし35歳を過ぎた頃から口の中のコンプレックスは増幅していきました。

歯の治療も清掃もOK、内科的にも耳鼻科的にも口臭につながる病気はない（これも受診して調べました）とのこと、それなのに口臭は気になるのです。

そこでプロの技術を身につければ口臭の悩みが解決すると思い、40歳を前に歯科衛生士学校に通いました。しかし、さらに口臭地獄に陥ることになるとは……。

自分で言うのもへんですが根が真面目なため、勉強する以上は一生懸命です。寝る時間も朝食を食べる時間も惜しんで、学生と主婦とクリニックの事務の仕事に励みました（もっとも主婦業は大分さぼり気味で現在に至っております）。学院では若い女の子たちの中で前にもましてて口臭が気になるので口を閉じたままでいることが多かったです。今考えると無愛想なおばさんだったろうナと思います。

それにしても、歯のことを勉強し、歯の清掃もほぼ完璧、毎食後は必ず歯ブラシだけでなく補助用具を使用しての徹底したブラッシング……。なのに口臭は気になるのです。実際、私よりもかなりお口の中の清掃がうまくできていない方でもにおわないのに、どうして私は……と泣きたくなるような日々でした。どんなにきれいにブラッシングしてもどんどん口臭がひどくなっていく感じで、不安はますますつのるのです。

口臭治療の講習会にも参加、果ては口臭外来で有名な遠隔地の大学病院でも診てもらったのですが「気にしなくてよいレベル」と言われただけで問題解決には至りませんでした。人と接するのがとても億劫な日々をおくっていた時、ほんだ式口臭治療に出合ったのです。

誰にでもある生理的口臭（起床時、空腹時、緊張時、生理時などなど）に悩み、人と会話ができなくなっていました。アトピー体質で口腔粘膜が剥《は》がれやすく、口臭を気にするあまりストレスで唾液がうまく出ないのです。生活は不規則で自律神経失調気味､会話のたびに緊張し、口を閉じていることが多く、口の中にガスをためる結果、口を開くたびににおいが発生するのです。口の中の不快感や、自分が感じる口臭と他人が感じる口臭の違いが認識できず、ますます口臭の負のスパイラルへと落ちていっていました。

しかし、本田先生にいろいろと教えていただき、目からうろこが落ちる思いでした。今では口臭の不安も消え、毎日積極的に会話を楽しむことができるようになりました。

ただ、もともとルーズな私は、口臭の不安が消え、忙しくなると、もとの不規則な生活に逆戻り。朝食を抜いたり、自律神経を失調させるような生活を過ごしがち、さらにはブラッシングまで大いに手抜き気味。でも、消臭グッズという強い味方を得て、口臭で落ち込むことはなくなりました。

しゃる方もいます。

治療で「人生が変わった」という患者さん

ほんだ歯科には様々な患者さんが訪れ、口臭症の治療を受けた結果「人生が変わった」とおっしゃる方もいます。

20年以上、精神薬を飲んでも治らず…

北陸から、ほんだ歯科を受診しにいらっしゃった患者さんは、中学生の時に母親から「口が臭い」と言われたのがきっかけで、口臭について悩みだし、やがては学校に行けず不登校のまま、こもりきりになり、いろいろな病院を受診したそうです。しかし「気にする程度の口臭はない」という診断を受け、ドクターショッピングを繰り返すうちに、社会生活、とりわけ人とのコミュニケーションがまったくとれなくなり、最終的に20年前に「統合失調症」という診断を受け、精神科への入退院を繰り返していました。

この方の悩みは生理的口臭で、誰にでもありそうな口臭について自覚するため不安が消えないどころか、精神薬を多数処方されていて、そのために投薬による不快臭も自覚し、口臭がひどくなる一方でした。

しかし専門治療によって、2回目には別人のように元気になり、30代後半まで社会生活を経験していなかった人が、まずは、においを気にせずにできる外の仕事（ガソリンスタンドの店員のアルバイト）ができるようになり、現在は少しずつ社会復帰ができるようになりました。もちろん、自分の意志で精神薬もすっかりやめられました。

20年も精神科の治療を受けて、精神的な状況は解決できなかったわけですから「統合失調症」という診断は正しかったのだろうか？　という疑問が残ります。その一方で、精神病と判断されてしまっている生理的口臭症の人も非常に多いのではないかと危惧《きぐ》せざるを得ません。

50年以上も口臭に悩み続けたご婦人

私の患者さんで最も長く悩んでいた患者さんは70歳過ぎのご婦人でした。

中学生時代に母親や兄弟、友達に口臭を指摘され、口臭について悩みだして以来、できる限り人との接触をしない生活、つまり生きていくうえで最低限の外出、しかも周りに迷惑がかからないように必ずマスクをするという「潜むような生活」をしていたそうです。当然、多くの人が利用する電車やバスでの移動も避けるという生活を50年以上も続けていました。

もともと子供時代は社交的な明るい性格だったそうで、買い物や旅行、結婚もしたかったそうですが、すべてを諦めかけていたそうです。ところが、たまたま私が出演していたテレビを見たのがきっかけで受診されました。

「できれば死ぬ前に解決しておきたい」という切なる思いでいらっしゃったそうです。

診断結果は生理的口臭症で、不安が非常に強く、その結果、舌を動かす能力や唾液を出す能力も低下し、生理的口臭が起こりやすい状態でした。

しかし、数回の治療ですっかり元気になり「先生、今頃になって失った青春を取り戻しています。週末はバスに乗って旅行するのが楽しいし、ショッピングも行けるようになりました。もしも50年前に先生に出会っていれば……と思います」と感謝され、私も感激しました。

とはいえ、50年前には私も口臭があって、いろいろ指摘されましたが、まったく気にしない天真爛漫な若者でしたから、皮肉なものです。

結婚してから口臭で悩みだし、子供が作れなくなった夫婦

山陰地方から夫婦で来院されたケースは、結婚3年目で奥さんが極度の口臭不安を引き起こし、ご主人はそれほどでもないのに、奥さんが常に不安をもち、その結果、ご主人は、奥さんを愛しているにもかかわらず、近い距離に来ることを拒まれ、ついには子供すら作れない状態になってしまったので解決してほしいというものでした。

奥さんの証言は「口臭があるため、主人が近くに来るだけでも怖い」というものでした。

そして「以前は口臭があると言ったのに、最近は聞いても『大丈夫』としか言わず、夫の証言を信じることができなくなってきた。私が口臭で悩んでいることを気遣って、我慢してくれている主人には申し訳なく思うものの、実際に近寄れないし、夫婦の営みもできない。さらに、私と同じような思いを子供にさせたくない。思い起こせば、小さい頃に時々親から口臭の指摘

を受けていました。じつは子供の時からずっとあったのではないかと思うと口臭が遺伝しそうで、子供は欲しいけれど同じ思いを子供にはさせたくないと心配もしている」と涙ながらに語ったのです。

奥さんの口臭の悩みをご主人は理解できないようで、夫婦間の信頼関係も何となく危うくなっているように見えました。

診断の結果は「生理的口臭症」。口臭が起こった一瞬に「口臭がする」と指摘されたことから口臭不安を引き起こしたケースでした。

思い悩んだ結果、自律神経障害を引き起こし、口の状態が常に悪化してしまい、生理的口臭を強く自覚されていたもので、治療によって不安は解消され、2回目にご夫婦でいらっしゃった時には喜びの笑顔になっていました。「帰りはせっかくだから大阪を観光して帰ります」と言われ、ホッとしたことを憶えています。

口臭症から解放されて取り戻した青春

20代後半の美しい女性は、小学校の時に友達に口臭を指摘されて以来、口臭について深刻に悩むようになり、中学時代、高校時代は半不登校状態に陥り、高校卒業後は引きこもり状態になっていました。

通常、その年齢なら、おそらく人生で一番楽しい年代で、大人の世界に少し足を踏み入れ、毎日がワクワクドキドキする時代だと思うのですが、そんな経験もできず、家にこもり悶々とする生活を強いられていたのです。

インターネットを見て、ほんだ歯科を受診したとのことでしたが、問診では口臭を認めにくい生理的口臭症の患者さんでした。家族からは彼女の口臭など取るに足らないものとして無視され続けてきたそうです。

たった1回の治療で済んでしまい、再診時にはすっかり元気になって「先生、私、人生で初めて電車、それも新幹線に乗れて、横浜で開かれたキスマイのコンサートに行けて大感激しました！」と涙を浮かべて報告してくれた時は私も感激しました。

口臭症を早く解決しなければ、彼女はさらに悩み続けて、楽しい青春時代を失ったかもしれません。口臭症は深刻に悩む前に解決することが重要なのです。

ここにあげたエピソードは氷山の一角で、多くの患者さんが似たような経験をもっています。誰にでも起こり得る生理的口臭に悩み始めると、人とのコミュニケーションができなくなり、社会で孤立し、解決策のないまま「生き地獄」となってしまうのが「口臭症」なのです。

- [ ] 8 通りすがりに、ちらっと見られている気がすることがある。
- [ ] 9 人との会話が苦手なほうである。
- [ ] 10 他人に迷惑をかけたくないたちである。
- [ ] 11 責任感は強いので与えられた仕事は完璧にこなす。
- [ ] 12 苦手な人が相手でも、適当にうまく話を合わせようとする。
- [ ] 13 自宅に帰ると、いつも一気に疲れが出る。一人の時間が好き。
- [ ] 14 おしゃれで、きれい好き、潔癖症である。
- [ ] 15 エレベーターが人でいっぱいなら乗らないで次を待つ。
- [ ] 16 マスクをしていると、何となく落ち着く気がする。
- [ ] 17 ニンニクやネギなど、臭いものは極力避ける。
- [ ] 18 口臭用のスプレーやミント、ガムは常に持ち歩いている。
- [ ] 19 新聞や雑誌で口臭に関するコマーシャル記事が載っていると、ついつい見てしまう。
- [ ] 20 ネットで「口臭」を検索したことがある。

あなたは大丈夫？「口臭症」セルフチェック

日本人の９割が、程度の差こそあれ自分自身の口臭を気にしています。様々な調査によると年齢や性別を問わず口臭を気にしていて、過剰に気にするあまり「悩み」となっている人もいます。そして、その中には「口臭症」の人もいます。また口臭症の予備軍といえる人も少なくありません。

じつは「口臭を気にしているだけで悩んではいない」と思っている人でも、何かのきっかけで口臭症に陥るリスクがあります。

次の 20 の項目をチェックしてみてください。

該当するものがあれば、☐に ✓ マークを入れて、その数によって判定します。

- ☐ **1 会話中に相手がふと口に手をもっていったりすると気になる。**
- ☐ **2 昔、「口臭がある」「口が臭い」と言われた経験がある。**
- ☐ **3 人込みは何となく避けてしまう。**
- ☐ **4 自分自身がどう思われているかが気になることがある。**
- ☐ **5 整理整頓が好きで、少しでも散らかっていると気になる。**
- ☐ **6 自分自身は几帳面で、どちらかというと真面目だと思う。**
- ☐ **7 他人の口臭や体臭には神経質だし迷惑だと思う。**

あなたは大丈夫？　「口臭症」セルフチェック

判定

チェックした数はいくつになりましたか？

0～4	口臭症に陥るリスクは極めて少ないでしょう。
5～9	あなたも口臭症になる可能性があります。
10～14	ふとしたきっかけで口臭症に陥る危険性が高いでしょう。
15～20	口臭症の疑いがあります。一人で悩まずに一度口臭外来を受診したほうがいいでしょう。

さて、あなたには、いくつ当てはまりましたか？

もし、15以上だったとしても、心配することはありません。私の経験からすれば、日本人の多くが「口臭症あるいは口臭症予備軍」だからです。

第２章

口臭が発している「警告」を見逃すな

——医学的にみた口臭の正体

口臭に悩む人がいる一方で、まったく気にかけない人もいる。
だが口臭の原因や、においのもとを知ると、
時として口臭が警告を発しているとわかる。
健康を維持していくためにも口臭についての知識と理解は必要だ。
もちろん必要以上に怖れることはない。
正しい治療や対処で口臭はおさまり、健康的な生活も営める。
あなた自身のためにも、あなたの大切な人のためにも、
「口臭とは何か」を知っていただきたい。

人間だけに起こる口臭

日本人の多くが気にしている口臭の歴史をさかのぼると、紀元前から人類を悩まし続けていることがわかります。その一方で口臭について医学的かつ科学的に研究が行なわれるようになったのは意外にも新しく、1980年代になってからです。

古い医学書にも口臭について記載されていますが、もっぱら病気の症状として発生すると考えられており、口臭そのものについては研究されなかったようです。つまり歯科医は歯の病気を、内科医は内科の病気を、耳鼻科医は耳鼻科の病気を……という具合に個々の医者によって自分の専門の病気の範囲で口臭との関連を疑っていたわけです。

ここでは科学的な見地から「口臭とはいったい何か」を解き明かしていきましょう。

日本口臭学会では、口臭を「口臭とは、本人あるいは第三者が不快と感じる呼気の総称である」と学術的に定義しています。「口臭」は「口の臭《にお》い」と書きますが、実際には口のにおいだけでなく、会話の時に吐き出されてくる「吐く息＝呼気」に悪臭があるということです。

この新しい定義は非常に画期的で、従来は通常会話で第三者が不快感を感じるいわゆる病的口臭についてのみが研究対象であったり、治療対象としていたのに対して、新しい定義では、たとえ会話によって相手にわからなくても、自分自身が感じたり、自分は感じないがしばしば他人から指摘されるような、健康なのに誰にでも発生する生理的口臭についても研究や治療の対象としようとする新しい概念として定義されたのです。

そもそも口は食道から胃につながり、さらに腸へとつながる消化器官の入口にあたります。本来は消化器官である口で呼吸できる生物は人類だけです。もちろん牛や犬でも、げっぷをすると悪臭がすることはあります。ペットの口の中を嗅いでみると臭いと思うこともありますが、そもそも人間以外の動物は会話できないので口臭ではありません。口臭とは会話の時に起こるにおいが原因となるからです。

生物が生きていくために必要不可欠な呼吸は、通常、呼吸器官によって行なわれます。昆虫なら胴体の周囲にある気門を介して呼吸をしていますし、鳥類は空気を通る鼻から肺につながる気道が呼吸器官にあたります。哺乳動物であれば鼻から息を吸い込んで空気を肺に送り、肺から排気された呼気は鼻から出されています。人間も普段の呼吸は鼻呼吸です。

口は消化器なので、口に入った食べ物は食道を通って胃に送られます。哺乳類の場合は食べ物も呼吸をする時の空気も、喉の奥の交叉している場所を通ります。そのため食べ物は食道に、空気は気管に送られるように切り替えのための弁があります。

この切り替えがうまくいかないと間違って気管に食べ物が入り（誤嚥《ごえん》）、肺にまで到達すると誤嚥性肺炎になってしまい生命にかかわります。もちろん身体の生理機能としては確実に切り替えができるようになっています。

口と気道、口と食道を切り替える弁は「喉頭蓋《こうとうがい》」と呼ばれています。四足動物は顔が地面と

図 2-1 喉の構造と進化

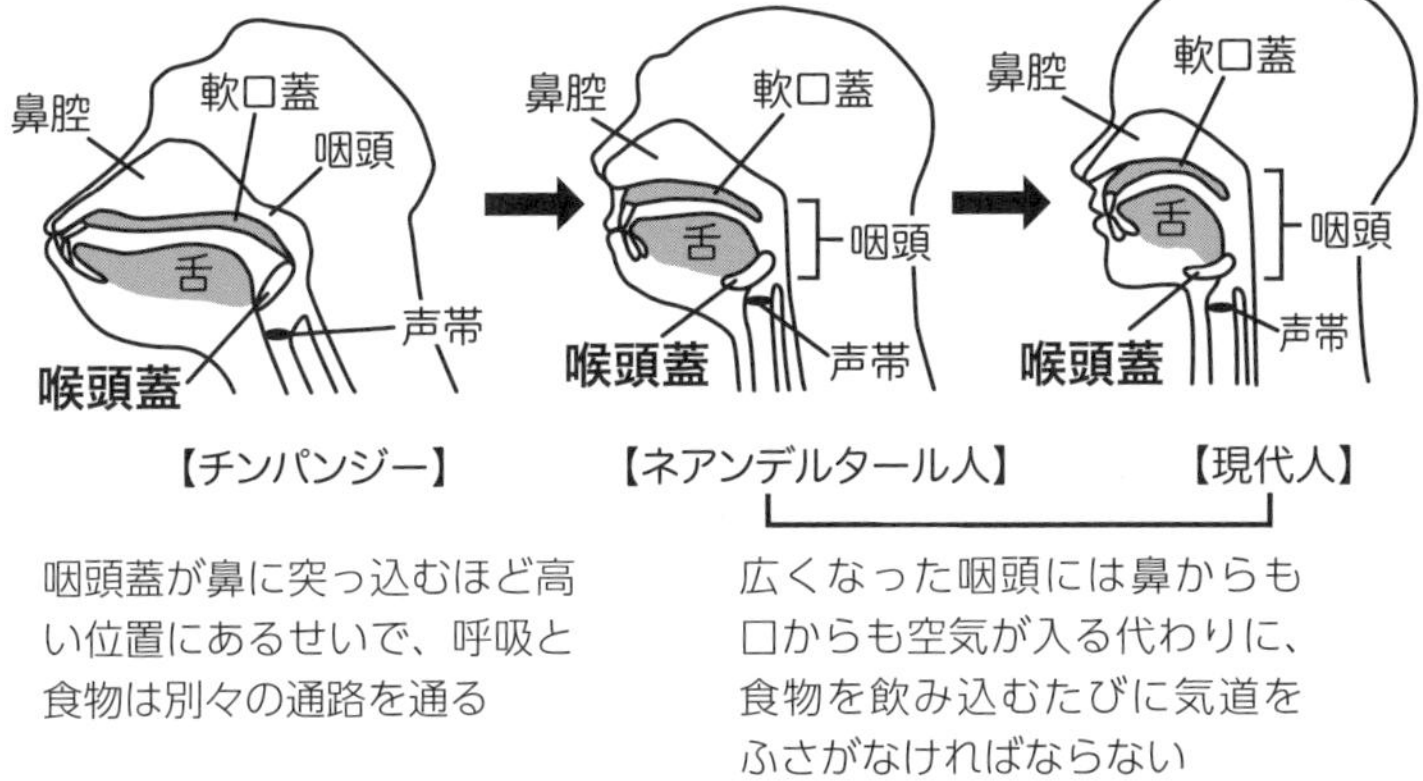

咽頭蓋が鼻に突っ込むほど高い位置にあるせいで、呼吸と食物は別々の通路を通る
広くなった咽頭には鼻からも口からも空気が入る代わりに、食物を飲み込むたびに気道をふさがなければならない

平行ですが、人類は進化して直立歩行へと変化したため顔と地面の角度が直角になってしまいました。その結果、本来なら口と気道、あるいは口と食道を分離できていたはずの喉頭蓋の寸法がどんどん短くなり、もともと鼻の中にあるべき喉の奥の咽頭がずり落ちた格好で、鼻でもない、口でもない、食道でもない大きな空間ができてしまい「喉頭蓋」は完全な蓋にはなり得なくなったのです（**図2－1**）。

その短さを補い、空間を塞ぐために、口の天井の後ろの端にある「軟口蓋垂《なんこうがいすい》」が伸びてきて「のどちんこ」ができました。しかし、それでもその空間を埋められなかったため口でも呼吸ができるようになったのです。

このようにして、サルのように発声だけでなく、呼吸しながら声帯をふるわせて会話できるようになったわけです。したがって、人類は普

図 2-2 解剖学的にみた口の構造

口の構造上、解剖学的に説明すると、会話のたびに口から発生するガスは、次の３か所からのにおいとして発生するガスとなります。

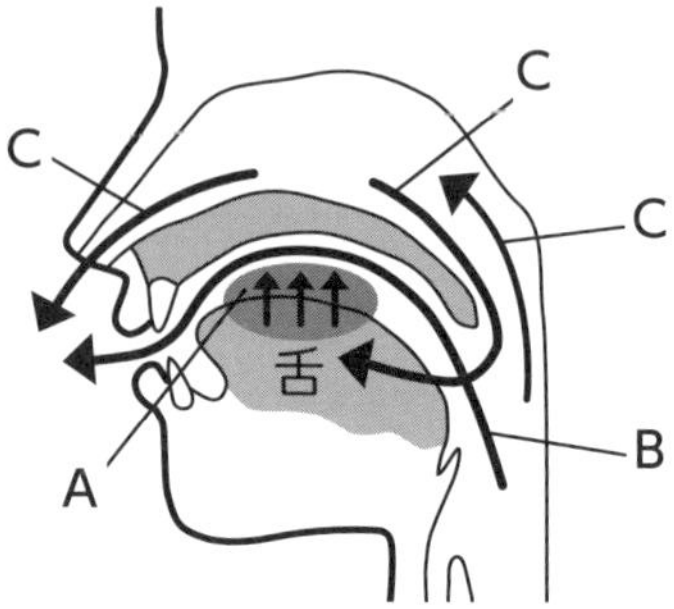

A：口腔内ガス
口腔内から発生する固有ガス
口腔内の唾液が原因とされるガス

B：呼気ガス
呼吸に伴い発生するガス
各臓器で産生された代謝産物が血液に含まれ、肺でガス交換され、吐き出されるガス

C：鼻臭ガス
鼻腔や後鼻腔、咽頭由来のガスが唾液や粘液を介して発生するガス

段、無意識の呼吸は鼻呼吸ですが、会話の時は鼻では息ができなくなり、口で呼吸をするようになったのです。その結果、吐く息に交じって口の中のにおいや鼻の中のにおいをまき散らしながら会話するために口臭が起きるのです（**図２−２**）。

人は言語を習得して著しく進化を遂げました。しかし喉の奥の構造が不完全のまま進化したため、必須条件である気道と食道への切り替えがうまくいかずに人類特有の病気も抱えることになったのです。

誤って口の内容物が肺に入る誤嚥によって起こる肺炎は、現代疾病の死因の第3位にあげられるほどです。

とくに、高齢者は本来の病気で亡くなるよりも二次的に発症する誤嚥性肺炎で亡くなるほうが多くなってきました。

表2-1　口臭（臭気）の分類

生理的口臭	**一般的な生理的口臭** 加齢性口臭、起床時口臭、空腹時口臭、緊張時口臭、疲労時口臭 など
	ホルモンの変調などに起因する生理的口臭 妊娠時口臭、月経時口臭、思春期口臭、更年期口臭 など
	嗜好物・飲食物・薬物による生理的口臭 ニンニク、アルコール、薬物（活性型ビタミン剤） など
病的（器質的・身体的）口臭	**歯科口腔領域の疾患** 歯周炎，特殊な歯肉炎，口腔粘膜の炎症、舌苔，悪性腫瘍 など
	耳鼻咽喉科領域の疾患 副鼻腔炎，咽頭・喉頭の炎症，悪性腫瘍 など
	全身（内科）疾患 糖尿病（アセトン臭）、肝疾患（アミン臭）、腎疾患（アンモニア臭）など

また気管支炎や咽頭炎、風邪など人類固有の病気を発症するようになり、舌根部が咽頭部分の空間に落ち込む結果「睡眠時無呼吸症候群」なども起こるようになりました。

健康な人でも「生理的口臭」は起こる

口臭とは、会話する時の口呼吸により肺からの呼気と一緒に口腔および鼻腔内に発生したガスが合流して吐き出されるにおいの総称であることがおわかりいただけたと思います。つまり、生命が営まれる限り、何らかのガスが口臭として吐き出されていることになります。

日本口臭学会では、口臭（臭気）を**表2－1**のように分類しています。

たとえ病気がなくても生理的な口臭は起こり得ます。

図 2-3　ある健常者の生理的口臭の発生周期

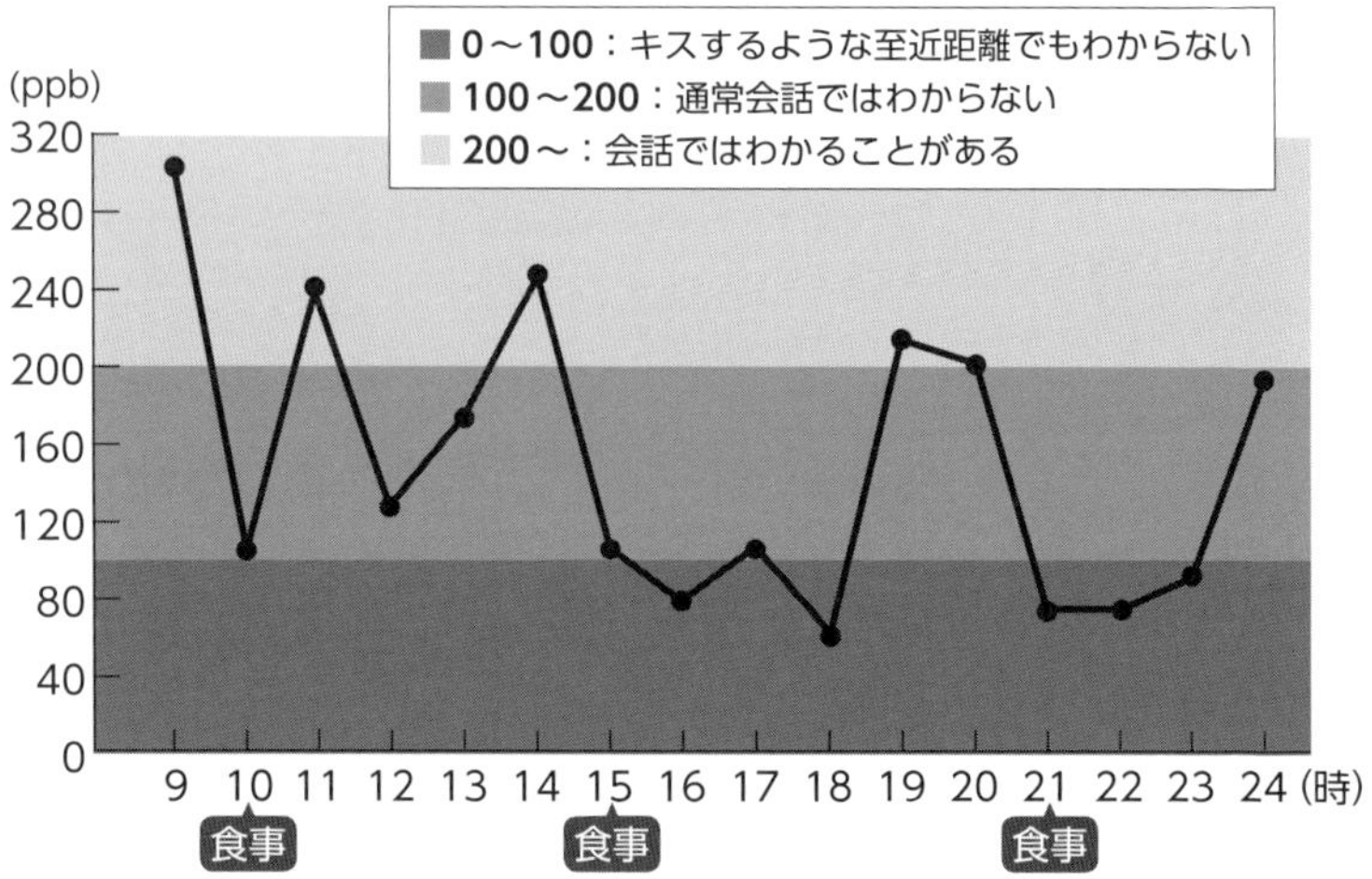

もしも重篤な病気になれば会話のたびに絶え間なくひどい口臭が発生します。

しかし、人は健康な状態と病気の状態の二つに分類できるわけではありません。ほぼ健康な状態でも、時々病的な状態に陥っていることもあります。ただ、病的な状態に陥っても、病院に行くほど重くなる前に体内の免疫機能が自動的に働いて回復しているだけです。この状態は「未病」と呼ばれています。

また、その日その時によっても病的な状態に偏ったり、ベストコンディションになったりしますから、健康だから病的な口臭がないとは言い切れないのです。

さらに、飲食の内容や飲食後の口腔内ケアの状態によって他人に迷惑をかける口臭が起こることもあります。

図2－3は歯科的な問題や他の病気がな

かった人について、一日中口臭の有無を測定した結果です。このグラフを見ると、普段、口臭がないと思われる健康な人でも、一日に数回は通常の会話の距離で相手にわかる口臭が発生していることがわかります。

不快な口臭が生まれる仕組み

口臭には、どのようなガス成分が含まれているのでしょうか。

次ページの**図2―4**に、口臭成分が生まれる仕組みを示しました。主な口臭成分とその発現的要素を併せて示したものです。

食べ物は、消化器官の入口である口をはじめ、それぞれの消化器官で種々の酵素やバクテリアの作用によって分解・吸収され、生体維持のために消費されます。

その過程で種々の生体ガスが生まれ、それが体外へ発散された時ににおいとなってしまうのです。口臭成分は**図2―4**に示す種々のガス成分が代表とされていますが、呼気中の成分数は200種とも400種ともいわれていて、現実にはそのにおいの質（種類）は多種多様です。

通常、歯科的に口腔内清掃が良好な場合は、他人に不快さを感じさせる悪臭はほとんどなく、誰にでもある、朝、起きがけの起床時口臭が生理的口臭となる程度です。

しかし歯周病や歯垢の沈着がひどくなって口腔内に症状がある場合、あるいは鼻腔や内科的に疾患がある場合には口臭が強くなります。これを「生理的口臭」に対して「病的口臭」とい

図 2-4　健常者の生理的口臭の発生周期

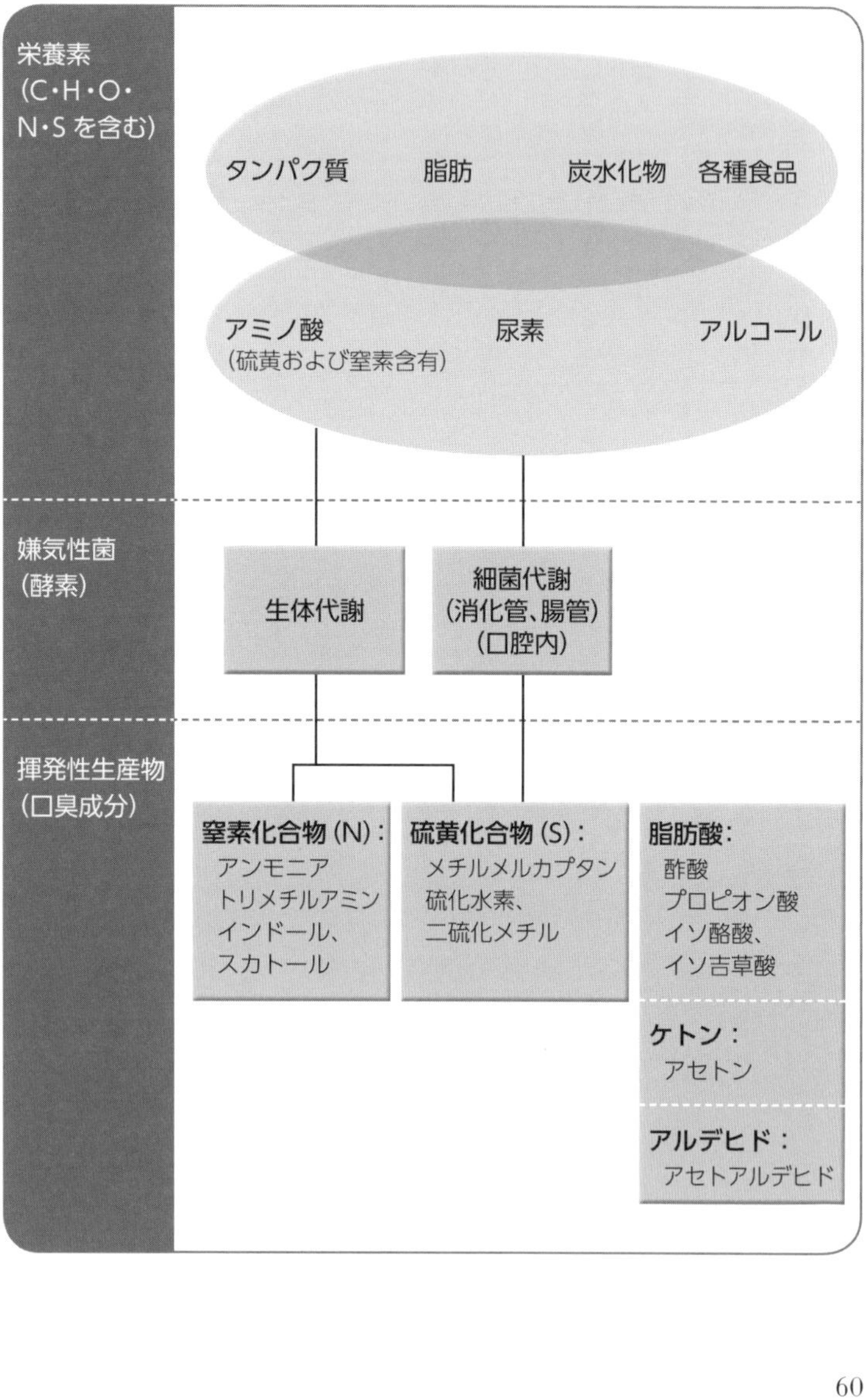

表 2-2　微生物から産生される揮発性硫黄化合物

微生物	基質	生成物
Pseudomonas Putrffaciens	鶏モモ肉 たら肉 たら切身	H_2S H_2S H_2S
Pseudomonas mephltica	牛肉（ビーフ）	H_2S
Aerobacter aerogenes	牛乳	$(CH_3)_2S$
Penicillium Caseicoium	スキムミルクカゼイン（チーズ）	CH_3SH
Propionibacter shemanil	乳漿（にゅうしょう）	$(CH_3)_2S$
土壌カビ	Methionine	CH_3SH
大腸菌 その他	Methionine Homocysteine and cysteine	CH_3SH H_2S

出典：Kadota H, et al.Ann. Rev. Microbiol.26, 127（1972）を改変、作表

います。

口臭が不快になる場合は、**図2－4**のようにタンパク質、アミノ酸が嫌気性菌（酸素を嫌う菌）によって酵素的に分解されて、アミン、アンモニア、インドールなどが発生している状況です。

また、タンパク質の構成アミノ酸のうち、硫黄含有アミノ酸であるシステインやメチオニンは、生体内にある嫌気性菌により分解されて、揮発性硫黄化合物（VSC）である硫化水素、メチルメルカプタンなどになります。

表2－2は各種微生物が、タンパク質を含む食品および硫黄含有アミノ酸からVSCを産生する例を示しています。

健康であっても糖分やアミノ酸を含む食事をすると、グルコースやグルタミン酸などが嫌気的に分解されて生じる酢酸、酪酸等（揮発性脂

図 2-5　嫌気的解糖から産生される揮発性脂肪酸

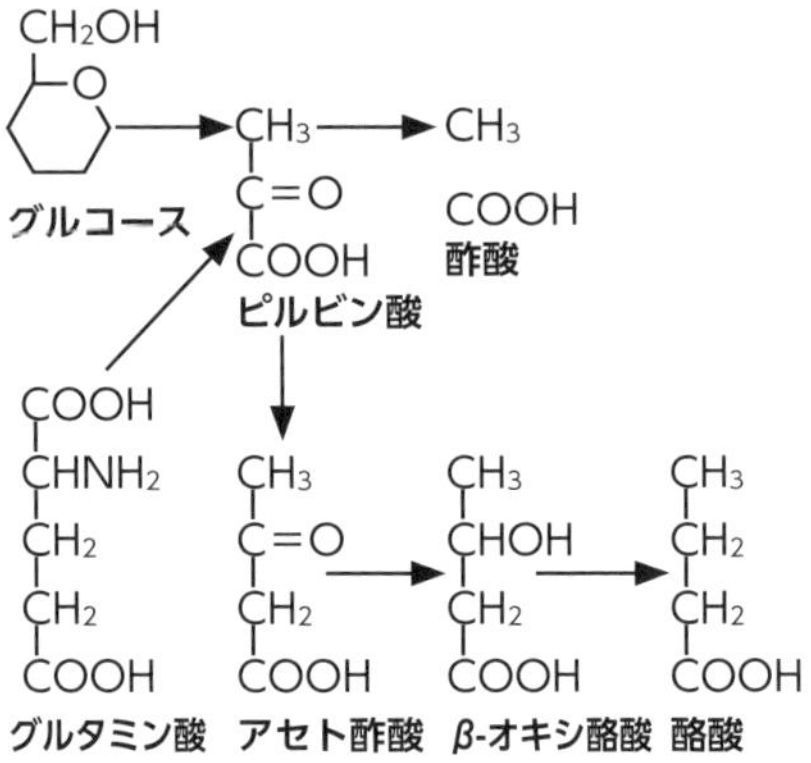

図 2-6　エチルアルコールから産生されるアルデヒド酸

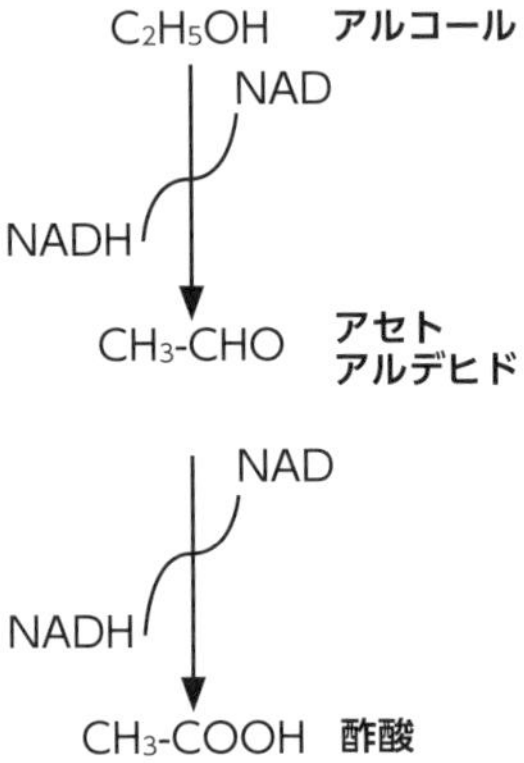

肪酸）（**図2—5**）のため酸っぱい不快な臭気を発生させます。

インスリン欠乏症である糖尿病などでは、脂肪代謝の最終産物であるアセトン（揮発性ケトン体）を発生し、甘ったるい柿の腐ったような口臭を発生させます。

多量のアルコールを摂取したときに出るアセトアルデヒド等（**図2—6**）も、二日酔いのときに感じる悪臭の正体です。

低濃度でも悪臭と感じる毒性の高いガス

では、口臭成分は、どの程度の濃度で悪臭として認識するのでしょうか。

表2—3は、悪臭成分として知られる化学物質のにおいの質、認知《にんち》閾値《いきち》を一覧表にして示しています。

口臭の代表的なにおい成分として知られるメチ

表 2-3　におい成分の種類と認知閾値

におい成分	化学式	においの質	認知(ppm)
硫黄化合物			
・メチルメルカプタン	CH_3SH	腐ったタマネギ	0.0021
・エチルメルカプタン	C_2H_5SH	腐ったキャベツ	0.0010
・n- プロピルメルカプタン	C_3H_7SH	不快	
・クロチルメルカプタン	$CH_3CH:CHCH_2SH$	スカンク	
・アリルメルカプタン	$CH_2:CHCH_2SH$	ニンニク臭	
・ジメチルサルファイド	$(CH_3)_2S$	腐ったキャベツ	0.0010
・ジエチルサルファイド	$(C_2H_5)_2S$	ニンニク、催嘔吐	
・ジフェニルサルファイド	$(C_6H_5)_2S$	エーテル様、不快	0.0047
・硫化水素	H_2S	腐った卵	0.0047
窒素化合物			
・メチルアミン	CH_3NH_2	生魚臭	0.021
・エチルアミン	$C_2H_5NH_2$	アンモニア様	
・トリエチルアミン	$(C_2H_5)_3N$	腐魚臭	0.00021
・ジメチルアミン	$(C_2H_5)_2$	腐魚臭	0.047
・アンモニア	NH_3	刺激臭	46.8
・ピリジン	C_6H_5N	不快臭	0.021
・スカトール	C_9H_9N	ふん便臭	
脂肪酸			
・酢酸	CH_3COOH	刺激臭	1.0
・プロピオン酸	C_2H_5COOH	腐敗臭	
・酪酸	C_3H_7COOH	汗臭	0.001
・吉草酸	C_4H_9COOH	甚だ不快	
炭化水素			
・ベンゼン	C_6H_6		4.68
ケトン、アルデヒド			
・アセトン	$CH_3・CO・CH_3$	尿臭	100.0
・アセトアルデヒド	CH_3CHO	刺激臭	0.21
・アクロレイン（アクリルアルデヒド）	CH_2CHCHO	刺激臭	0.21

出典：Leonardos, et al: J. AirPollu. Control. Assoc. 199, 91 (1969) から作表 (* ppt100 認知閾値)

ルメルカプタンは腐ったタマネギのようなにおいですが、すべての人がそれと感じる濃度のレベルは0・0021ppm（2・1ppb）となり（Leonardosらによる）、これは、超微量です。人口にたとえていえば10億人の中の2人が存在を〝感じる〟というレベルです。

では、このメチルメルカプタンが、これほどの低濃度でも存在を判断できるというのは何を意味するのでしょうか。

アンモニアは46・8ppm、アセトンに至っては100・0ppmで、それほど高濃度でも、さほどの悪臭ではありません。このように見ると悪臭の意味は「何らかの危険を予知する兆候であり、進行すれば悪化し、重篤になることを事前に予知すること、すなわち悪臭を発することでその注意を事前に喚起するためである」と解釈できます。

このような視点に立てば、におい（悪臭）を検出することは、まさしく「未病（病気の前兆）」の発見であるといえるでしょう。口臭を単なるエチケットや審美的見地からの対象としか見ないのは本質を見失った対応といわざるを得ないと思います。

病的口臭が発生するメカニズムを解き明かす

表2－4に記すように、すべての病気はその程度によって様々な病的口臭を引き起こします。それぞれの発生メカニズムを見ていきましょう。

まず口腔内清掃が不充分な場合です。

表 2-4 病的口臭の原因となる病気

口腔内	歯科疾患（歯周ポケット、カリエス部位、口内炎、その他） 口腔内衛生（歯垢、ペリクル、唾液、舌苔、その他） 各種補綴物（ブリッジ） その他
鼻腔内	耳鼻科疾患（鼻炎、副鼻腔炎、その他） アデノイド、咽頭炎、扁桃腺炎、その他
呼気	内科疾患（糖尿病、腎不全、肝不全、腸閉塞、アレルギー性疾患、その他） 飲食物（ニンニク、アルコール、その他） 投薬品（アリナミン、ビタミンB_1、漢方薬、その他） その他

歯磨き（ブラッシング）と口臭に関する興味深い実験があります。ブラッシングをしないことが、口臭にどう影響するかを調べたものです。

その実験では、被験者29人の協力を得て、ブラッシングを2週間停止してもらい、停止する前後の歯垢付着スコアを測定します。併せて歯肉炎指数および口腔ガス成分のメチルメルカプタンと歯周病菌に代表される口臭ガスを産生する嫌気性菌の数の指標となるアンモニア産生能を測定したものです。

その結果、ブラッシングを停止していた場合、歯垢付着スコアと歯肉炎指数の増加とともにアンモニア産生能が増加しました。つまり口臭ガスを引き起こす嫌気性菌の数も増加していることがわかりました。

一方、悪臭成分であるメチルメルカプタン濃度の変化は、ブラッシング停止前後では差異は認められませんでした（**図2－7**）。

このことから、口腔内が汚れている状態では悪臭成分メチルメルカプタンを発するような歯科疾患の進展はないことがわかりました。

つまり、単に歯肉縁上プラークの増加に伴う口臭を引き起こす嫌気性菌の増殖によって、アンモニア産生能が増加しただけ（この間に疾患の悪化はありませんでした）と推測されたのです。長期に歯を磨かないことで、歯周病が悪化するよりも、口臭を引き起こす菌の増殖が顕著であることがわかりました。このことから、長期に歯を磨かない場合は、歯周病リスク以上に口臭がひどくなることがわかります。

歯周病や入れ歯だけでなく体調不良も口臭の原因

進行した歯周病では深い歯周ポケットが形成される結果、嫌気性菌が増殖するようになります。また、この症状が進行すると出血傾向となり、歯肉溝液中のタンパク質等の栄養成分が嫌気性菌により分解され、各種の口臭成分を産生することになります。

また、虫歯が進行すると深い穴となります。これを齲窩《うか》といいます。その内部では、当然のごとく嫌気性菌が増殖し、タンパク質などを分解するため悪臭成分を発生するようになります。

このようなメカニズムを図示したのが**図2－8**です。歯科症状が進行し、その結果として嫌

図 2-7　歯口清掃停止に伴うプラーク蓄積量と口腔内のアンモニア産生量の関係

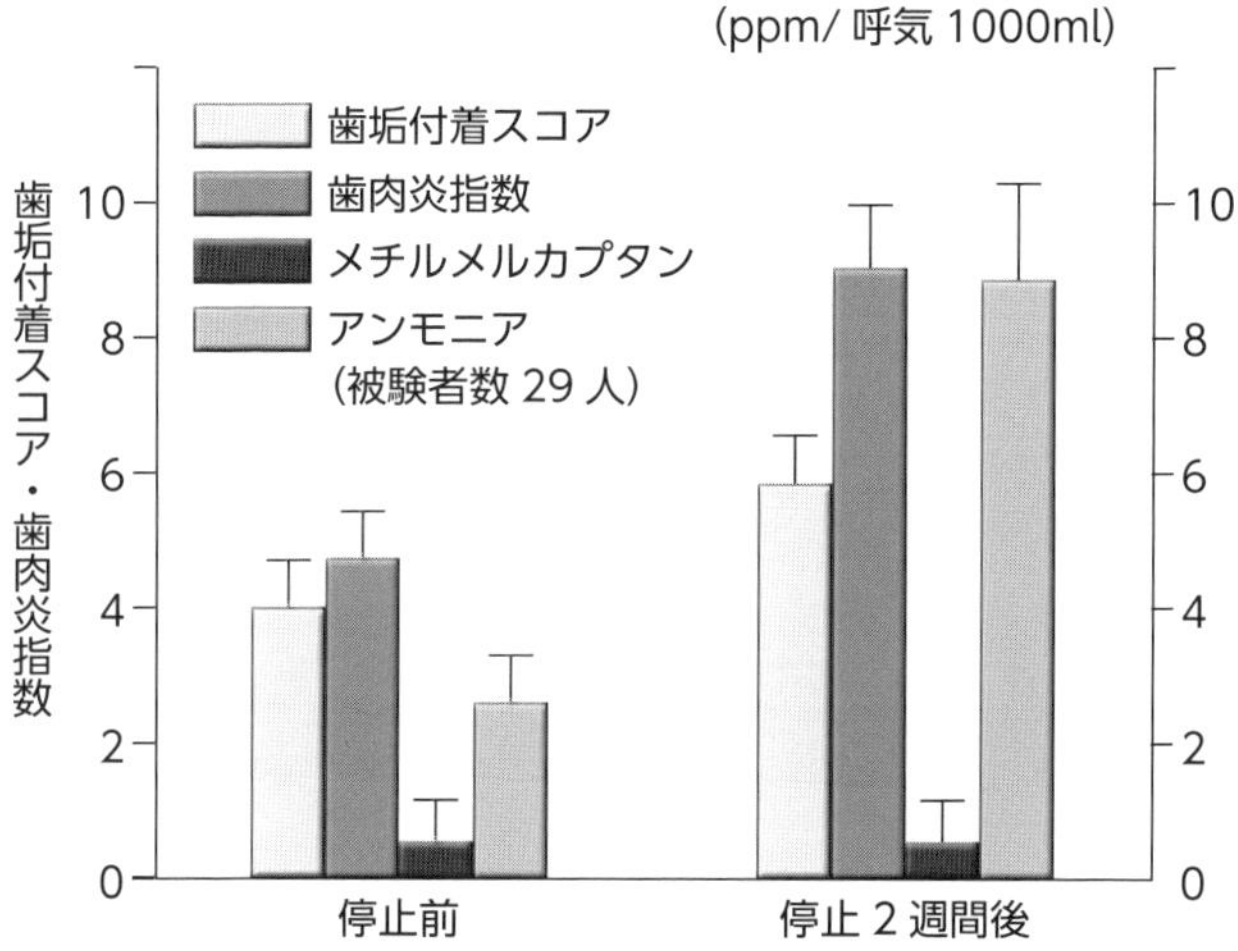

図 2-8　歯科的症状で産生される口臭成分

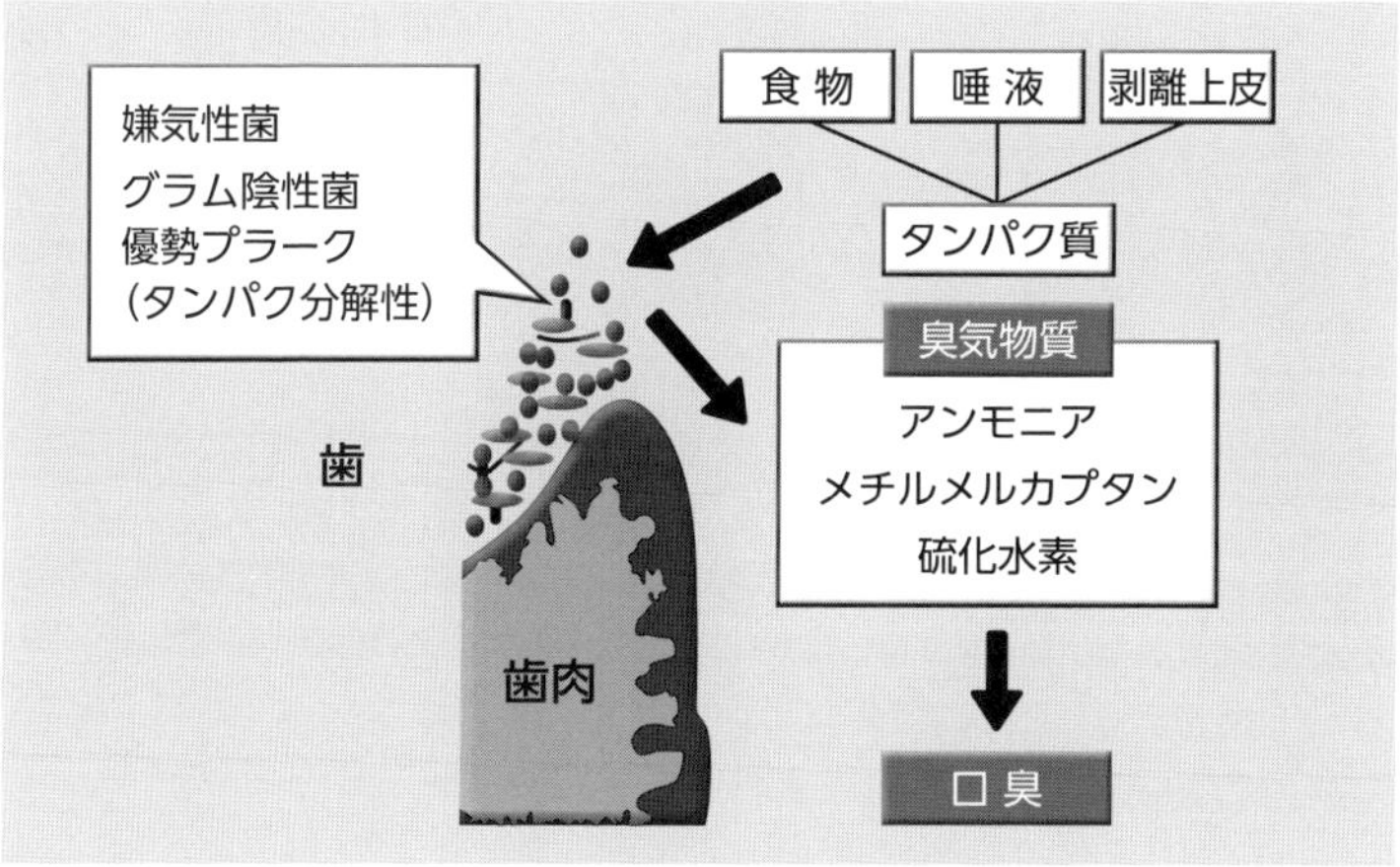

気性菌が増殖する部位が増大したことが前者と共通しています。

表2－5は歯周病菌として知られる菌種が作る様々な悪臭成分を示しています。

また、欠損した歯を補うために入れ歯などの処置がほどこされます。しかし、それが不適合だったり清掃が不充分だったりする場合、嫌気性菌優勢のプラークを形成し、結果として悪臭成分が産生されることになります。

さらに、舌苔《ぜったい》や口内炎ができたときも口臭の原因となります。

体調を崩し、熱性疾患や免疫力低下した時などには、舌苔と呼ばれる舌背表面に細菌性の、白い、あたかも苔状の推積物が形成されます。アフター性口内炎も細菌が増殖している一形態です。このような場合も代謝産物として悪臭成分を作ることが知られています。

表 2-5　歯周病菌の産生する口臭成分

菌種	代謝産物
Porphyromonas gingivalis	酪酸、硫化物、インドール、アンモニア
Prevotella intermedia	酪酸、酢酸、インドール、アンモニア
Bacteroides forsythus	硫化物
Fusobacterium nucleatum	酪酸、硫化物、インドール
Campylobacter rectus	硫化物
Treponema denticola	硫化物
Eikenella corrodens	酢酸
Capnocytophaga species	酢酸

図 2-9　咽頭部のリンパ組織

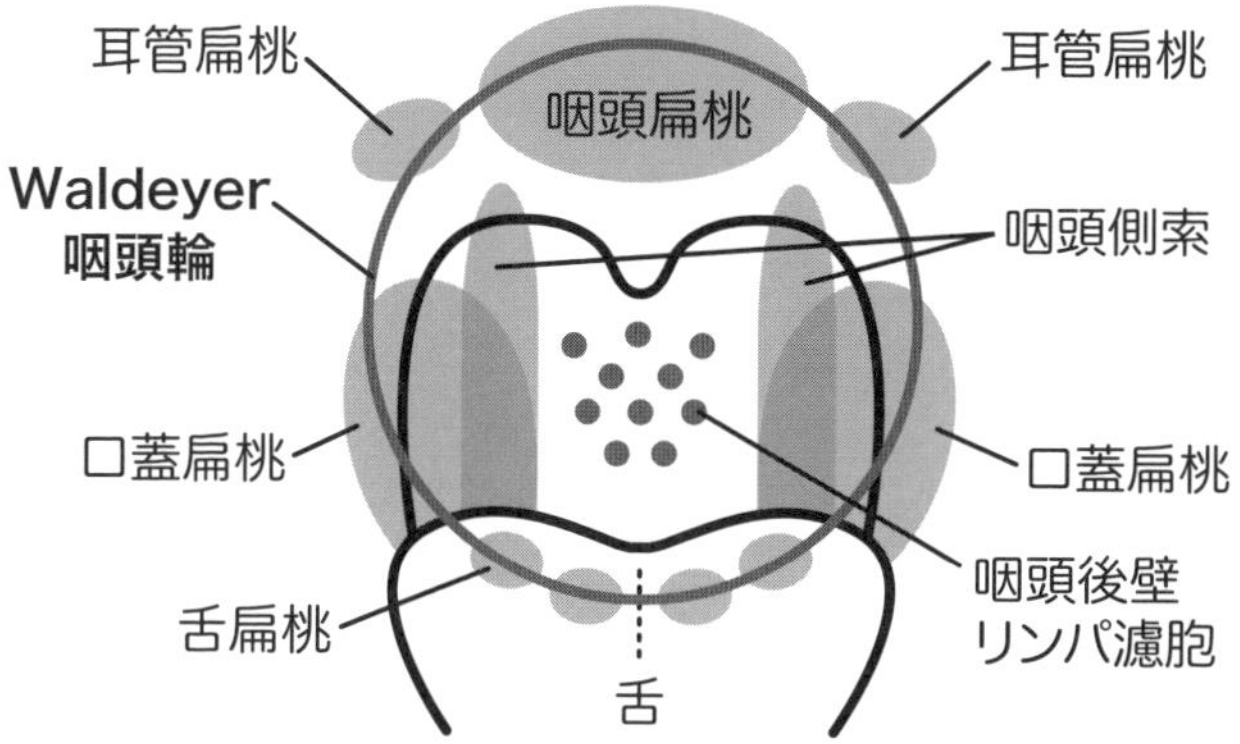

耳鼻科的疾患も口臭の原因となり得る

鼻腔は咽頭部で口と連絡しています。呼吸によって外部から侵入するウイルスや病原菌に対して、鼻腔内には鼻腔を清潔に維持するために鼻汁の循環があり、また連絡通路には扁桃腺《へんとうせん》をはじめとするＷａｌｄｅｙｅｒ《ワルダイエル》咽頭輪と呼ばれるリンパ組織の集合である扁桃が多数存在し（図２－９）、呼吸によって吸い込まれる外気に含まれる病原菌と戦っています（これを「免疫機能」といいます）。外部からの黴菌《ばいきん》と戦った免疫細胞の残骸（膿《うみ》）は「痰」として外に吐き出され、あるいは飲み込んで胃で処理する仕組みになっています。

もしも病的な状態になれば大量の「痰」が蓄積します。また、口腔内乾燥があれば咽頭部分も乾燥するため、乾燥に対して過敏に反応するリンパ組織が活発に働く結果、喉からの悪臭が呼気とともに吐き出されて口臭となってしまいます。したがってレンサ球菌やブドウ球菌、肺炎球菌、嫌気性菌による鼻風邪や咽頭炎などが、ひどい口臭を引き起こすことも考えられます。

インフルエンザウイルスなどによるウイルス性の感冒でも、二次感染としてこれらの細菌感染が起こるために病的な口臭が起こりやすくなります。中耳炎や副鼻腔炎では、しばしば緑色の鼻汁や痰を出す緑膿菌《りょくのうきん》による感染もあり、その場合は、よりひどい口臭になります。

内科的疾患が口臭の原因になるケースも…

「胃が悪いと口臭が強くなる」と言われることがありますが、胃の疾患で悪臭成分が食道を逆流して呼気に現われることは、まずありません。食道は一方通行で、ガスも容易には逆流しないような身体の仕組みになっています。ゲップ（belch）は唯一の例外ですが、会話の時の口臭とは区別されています。

胃などの消化管に変調を来《きた》すと、口が乾燥し、唾液の分泌が減少します。唾液による口腔内洗浄・清浄化リズムが崩れるために細菌が増殖傾向になります。そんな時、歯科的な症状が多少でもあれば、嫌気性菌による悪臭成分の産生が、より強くなります。つまり胃の不調と口臭との関係は直接的なものではなく、口臭はあくまでも口腔内環境の劣悪化によって起こるということです。

もっとも、内科疾患で口臭成分が強くなることは昔から多くの研究結果があり、経験的にもよく知られています。たとえば重症の糖尿病になると口臭にアセトン臭が現れます。アセトン臭は悪臭とは言い難いのですが尿や呼気が甘いにおいになってきます。

肝不全では呼気中に揮発性硫黄化合物やトリメチルアミン、アンモニアが混じります。

腎不全でも人工透析を必要とする患者さんでは口臭が強い場合が多くなります。このような場合、呼気中にアミン類（ジメチルアミンやトリメチルアミン）が増加していることが知られています。これらの濃度は透析後や抗生物質投与で大幅に低下することから、アミン系悪臭成分は腸内細菌が産生し、それが血中に吸収されたものであることがわかります。血中レベルの低下は、人口透析により尿素とともに体外に排出されるためと考えられます。抗生物質の投与による低下は、腸内細菌の活動を停止、抑制させた結果であると考えられます。

代表的な内科疾患と口臭成分との関係を述べましたが、いずれも重篤な症状に伴っているわけですから、口臭の対策以前に患っている疾患を解消する処置をほどこすことをまず優先することが重要になってきます。

精神科的疾患も口臭と関係する！

精神科的疾患に陥ると、合併症として自律神経失調症に陥ることもあります。多くのケースで食生活習慣や生活習慣が乱れ、その結果、口腔内免疫機能の低下や唾液の分泌能力低下などの口腔内生理機能障害を引き起こし、生理的口臭が起こりやすくなります。

加えて、精神科的疾患の場合は精神薬を長期常用する結果、薬物成分が血液中に絶えず存在し代謝されるため、呼気に薬物の代謝産物の臭気が混じります。さらに精神薬の副作用として唾液分泌の抑制を受けるために、口腔内の自浄性の低下や口内環境の悪化が起こり、呼気からも口腔内からも悪臭が発生するようになります。

誰にでも起こる生理的口臭の発生メカニズム

生理的口臭は、身体の疾患のない健康な人が心身のコンディションによって各臓器の機能が一時的に悪化する結果として起こります。口腔や鼻腔由来の常在細菌数のバランスが崩れ、においを発生したり、普段とは違う生活上の代謝産物が呼気より排出されたりする結果として一時的に起こるものです。

●起床時口臭は誰にでもあって当然

口腔内には腸内と同じように決まった部位に常在細菌叢《じょうざいさいきんそう》と呼ばれる微生物（細菌）の集団が常在して定着し、病原菌からの感染を防御するような、生体にとって重要な役割を担っています。これらの菌は絶えず唾液に浮遊し、唾液を介して臭気を発生させています。

通常、安静時には唾液に流れがあるために排膿や出血など病的な要因がない限りひどい口臭にはなりませんが、一旦、流れが停滞すると常在細菌の活動に応じて臭気が発生します。

しかし唾液中に浮遊する常在細菌数を調べることは難しいとされています。細菌によっては酸素を好んだり、反対に酸素を嫌ったりして培養条件が菌ごとに異なることが多く、その時のコンディションによって活動菌数が変化するためです。

最近は遺伝子的に検索するシステムが考案され、精度の高い菌数測定方法（ＰＣＲ法）によってリアルタイムに正確な菌数が測定されるようになってきました。ＰＣＲ法によると１cc当たりの唾液に含まれる菌数は数千億個と報告されています。

自然状態で最も唾液中の細菌数が減少するのは食後です。唾液１cc当たりでみると、食後は５４００億個、歯を磨くと３７００億個、歯医者さんで歯石を取ってもらった直後でも３０００億個、殺菌剤でうがいをした後でも１３００億個と、様々なケアを試みても非常に多くの菌が浮遊しています。

睡眠中は唾液の分泌が著しく抑制を受け、また口腔内の乾燥も起こるために平常時に存在する菌は増殖を繰り返し、寝起き時に総数はピークの１兆７０００億個に達するという報告もあります。ちなみに糞便１gに含まれる総菌数は１０００億個と報告されていますので、起床時の唾液の中には少なくとも10g以上の糞便に匹敵する菌が存在していることになります。つまり起床時は誰にでもひどい口臭があるのが当然で、英語ではMorning Breathといわれています。

起床直後の口の中の微生物環境が最悪な状態であることがわかれば、起きてすぐに唾液を吐き捨て、うがい、歯磨きをすることが、とても大切だとおわかりいただけるでしょう。

さらに、起床時の唾液にはインフルエンザなどを引き起こす粘膜に侵襲性をもつ細菌由来の有毒な酵素も最大濃度になっています。起床直後の歯磨きは歯周病や虫歯の予防だけでなくインフルエンザや風邪などの予防にもなるということです。

●なぜ空腹時やダイエット中に口臭が起こるのか

我々は普段のエネルギー源として、糖質、脂質、タンパク質の三大栄養素を利用しますが、その中で最も重要な生活エネルギー源は糖質です。糖質は分解されて最終的に単糖類となり、小腸で吸収され、肝臓や筋肉にグリコーゲン（ブドウ糖の貯蔵型）として貯蔵され、その後、必要に応じて消費されます。

空腹になると肝臓でグリコーゲンを分解し、あるいは筋肉から放出されるアミノ酸から糖新生をして、グルコース（ブドウ糖）が血液中に供給され血糖が維持されます。カロリー源として、まず糖質（グリコーゲン）が分解・消費され、次いで脂質（脂肪酸）、蛋白質（アミノ酸）の順で分解され、エネルギーとして消費されます。

ただし、脳はエネルギーの貯蔵ができないため、血液から供給されるブドウ糖が唯一のエネルギー源となります。脳では一日に約１２０ｇものブドウ糖が消費されるといいます。安静時でも全身の消費量の60％は脳によるものだそうです。脳はエネルギー源としてのグルコースが不足してくるとグルコースの代わりに肝臓で脂肪酸から生成されるケトン体を利用するようになります。脳では直接のエネルギー源として脂肪酸を使用できないためです。その結果、脳のエネルギーを確保するために、肝臓ではケトン体を作り出し、血液中に供給する結果、吐く息にはケトン臭がするようになるのです。

また、空腹状態では唾液の分泌自体が抑制を受け、唾液も消化酵素を多く含むネバネバした唾液へと代わります。そのため口腔内は保湿ができずに乾燥状態となり、口腔内の自浄性も低下し、その結果、口腔内由来の口臭がひどくなります。

この現象は、通常は空腹になった時のみですが、無理なダイエットや極端に炭水化物の少ないダイエットを行なった時も同様の仕組みで口臭がきつくなる傾向がみられます。

●緊張時に口臭が起こる「ストレス性口臭」

普段の口の中の衛生状態や環境をベストに維持する機能、すなわち恒常性維持機能（免疫機能、自浄作用など）は、新鮮なサラサラとした（漿液性《しょうえきせい》）唾液の絶え間ない流れによって維持されています。ちょうど血液が体の隅々まで滞りなく流れることで全身のベストコンディションが維持されるように、サラサラした唾液の流れによって口腔内はベストな状態に維持されているのです。

この機能は自律神経系の作用によって無意識にコントロールされています。

ところがストレスを感じると自律神経は交感神経優位となり、唾液の円滑な流れ（安静時唾

図 2-10　緊張した口の状態と口臭の発生状況

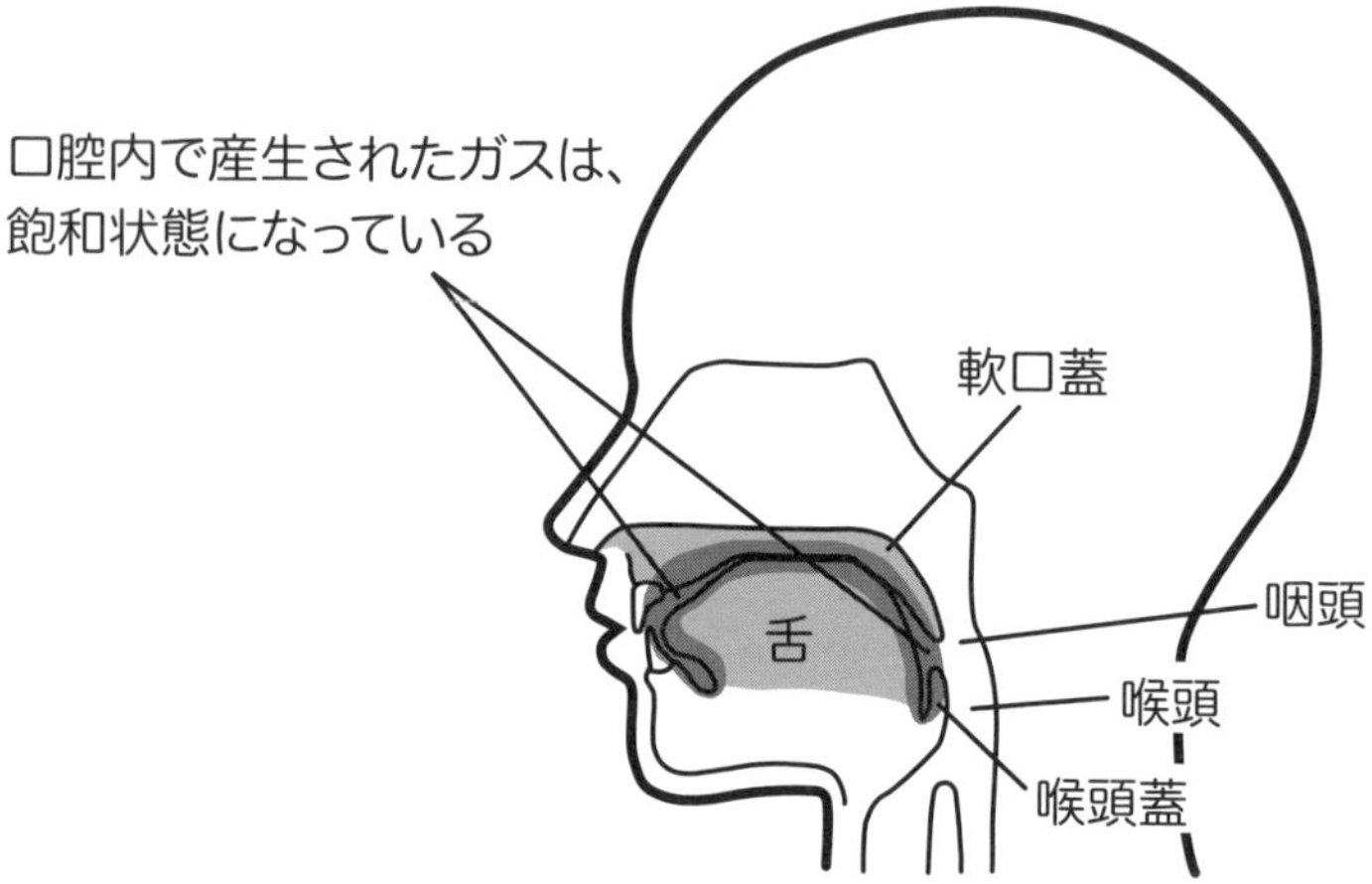

液流）が停止し、その結果、口腔内はネバネバしてきて、同時に新鮮な唾液に含まれていた酸素は善玉菌である好気性菌によって消費されてしまいます。

入れ替わりに、それまでは活動していなかった悪玉菌である酸素を嫌う嫌気性菌の活動が活発になり、不快な口臭が発生してしまいます。

さらに、奥歯をかみしめ、口を閉じる無口な状態が続くと口腔内にはどんどんガスがたまります。こうしてストレスがかかる時間が長いほど口臭はひどくなります。

緊張状態が継続すると、**図2－10**のように閉鎖された口腔内に自然発生した口腔内ガスが飽和状態となり、口腔内臭気は最高濃度になります。

飲食と口臭との深い関係

「酒は百薬の長」といわれ、適量のアルコールは我々の生体代謝を快調にするものです。しかし、度を越すと悪酔いをし、あげくの果てには二日酔いとなり、次の日が何とも空しくなったという経験が、お酒好きの人なら何度かあることでしょう。こんな時「うわっ、お酒臭い！」と言われることは必至です。

この場合の口臭の原因は明らかですし、一過性であるのであまり問題にはなりません。しかし口臭という立場からすると歓迎されるにおいではありません。

アルコール自体は悪臭要因ではありませんが、体内で代謝され、アセトアルデヒドや揮発性脂肪酸と混在するようになると、あの独特の口臭が発生すると考えられます。

ちなみに深酒をすれば血中（呼気）にメチルアルコールが産生されるという報告があります。身体を壊すほどのお酒の量は、もちろん考えるべきですが、口のにおいという観点からも、お酒の量には注意したほうがよさそうです。

吐く息に含まれているメチルアルコールの量を測定することで飲酒をしているかどうかがわかります。飲酒運転取締りの検問では呼気に含まれているアルコール濃度を測定しています。焼き肉を食べた後でもニンニクをドッサリ食べた後でも測定できますから、飲酒運転あるいは酒気帯び運転をしていたら、ごまかしはききません。

食品と口臭との関係で切り離せないものの筆頭がニンニクでしょう。ネギやニンニクの類《たぐい》には、硫黄を含むアリイン（alliin）が含まれており、これが分解されて各種の硫黄化合物に変化し、それらが呼気に現われることが確認されています。

たとえば生ニンニク（Allium sativam）を摂取すると、2時間後にジアリルサルファイドなどがピークに達し、アリルメチルサルファイドは6時間後に、ジメチルサルファイドはその後も上昇し続け、30時間後にピークに達するという報告があります。その呼気中の濃度は80ppbという高濃度であるという報告があります。

このように生体代謝および腸内細菌による代謝産物が吸収される結果、血中レベルが上昇し、それらのうち揮発性成分が呼気に出たということです。

最近の食べ物は食品の加工技術が進歩して、とても柔らかくなっています。そのため多くの食物残渣《ざんさ》は微細な顆粒状となり、舌の上や頬の間に取り残されて蓄積してしまうのです。たとえ食後に歯磨きをしても舌の上に堆積し、あるいは頬の間に挟まっている微粒子の食物残渣は完璧に取り除くことができません。

唾液にはアミラーゼという消化酵素が含まれています。この酵素によってこれらの食物残渣が分解されると酸が産生されたり、食物の成分によっては硫黄や窒素を含むガスが産生されたりして、口臭を引き起こすことが多くなります。香辛料を含むものや乳製品を含む食品を食べた時に限らず、物を食べればにおいが発生するのは普通のことなのです。

喫煙後にタバコ以外のにおいがする理由

タバコの煙の中には、５０００種にも及ぶガス成分が含まれています。これらは吸気とともに肺胞に至り、血中に滞留するようになります。喫煙直後の呼気にはこれらの成分が含まれることによりタバコ臭がするのは当然です。

この場合はあまり悪臭と感じないものですが、喫煙者なら誰もが、それとはまったく異なる「異臭」を経験したことがあるでしょう。その強烈な臭いの元は口腔内細菌の生産物であると考えられています。

タバコの煙の中の粒子物質（タール）やニコチン等は悪臭源となる硫黄や窒素元素を含んでいます。これらが口腔内に沈着し、そこにいる細菌の作用で様々なにおい物質を形成し、それらが混ざり合った結果が独特なにおいとなります。

喫煙中は口呼吸をしながらタバコを吸っていますから、喫煙後の口腔内は乾燥状態になります。その結果、タールなどはより頑固に歯の表面や舌、咽頭の表面粘膜にこびりつき、喫煙後しばらく時間が経つと、そのタールによって焦げたような悪臭となるのです。

タバコの煙にはＰＭ２・５と同じような有害な顆粒成分が大量に含まれています。ヘビースモーカーになると喉は慢性的な炎症状態となり、痰などが出やすくなります。それに加え、喫煙によって乾燥しているために、喉の奥周辺から炎症性産物より排出される生臭い臭気も口臭の原因となります。

タバコに含まれるニコチンは速やかに口腔内粘膜から吸収されるので血管収縮作用が起こり、唾液分泌量も低下してしまいます。唾液の流れも悪くなり、口腔内の自浄性が確保できなくなるため、タバコを吸っていない時でさえも口臭を引き起こしやすくなるのです。

薬を常飲している場合にも口臭は起こる

嗅覚（力）検査の一つに静脈性嗅覚検査があります。これはアリナミン注射液（静注）法が使われます。アリナミン注射液を注射した後、普通に呼吸をして、どのくらいの時間でアリナミン臭（ニンニクもしくはタマネギ臭）を感じるかという嗅覚のテストです。

嗅覚が正常な人は通常10秒以内に臭気を感じます。これはアリナミンの有臭成分が短時間のうちに呼気に現れることを利用しています。

つまり医薬品の摂取は、いろいろな化学物質を一時的に高濃度で摂取することにほかならないということです。その代謝産物は一般の食品同様に分解された結果の産物ですが、とくに医薬品の場合、その有効性を発現させるために高密度の様々な硫黄、窒素成分が含まれる場合が多いので、独特な異臭を伴うのは当然のこととなります。

薬そのものに悪臭成分がない場合でも、薬の副作用として唾液分泌を阻害することが多いために口腔内乾燥が起こり、呼気臭のみならず口腔内からの口臭も起こりやすくなります。

女性の場合は思春期・更年期・生理に伴う口臭も

身体は常に体液が循環してベストな状態を維持しています。血液とリンパ液は生命維持を担っています。そしてもう一つ、ホルモンと呼ばれるものが各器官から分泌されています。汗や涙や消化液のように身体の外に分泌されるものとは異なり、血液にのって全身を循環しています。内分泌と呼ばれ、成長や各臓器の安定した機能を維持する働きがあります。

性的な急成長期（第二次性徴期）や衰退の時期（更年期）には、このホルモンの分泌量が大きく変化するために、人によっては心身の不調を伴うことがあります。

とくに女性はその影響を受けやすく、思春期からは生理が始まり、それからは毎月ほぼ等間隔で生理が繰り返され、やがては生理がなくなり更年期を迎えます。

女性の場合、このホルモン分泌が切り替わる時に、それまで自律神経系によって無意識にコントロールされていた心身のベストな状態が維持できなくなると様々な身体の不調を訴えることがあります。

この状態は多臓器に及ぶために、全身の機能が一時的に不調になり、その訴えも様々です。疲れやすくなったり、汗をかきやすくなったり、立つとめまいがしたり、顔だけがほてったり、食欲不振になったりと症状は多岐に及びます。

それと同時にメンタルも憂鬱《ゆううつ》になったり無気力になったりします。その結果、食生活や生活習慣が不規則になることもあります。そうなると、どんな人でも体調が悪くなり、様々な要因とからんで生理的口臭を引き起こしやすくなります。

また、思春期など血液中に大量の性ホルモンが分泌される時期には、血液中の性ホルモンが分解された後に呼気に吐き出されるために特有の呼気臭がします。

ホルモンの変調による自律神経失調症候群の発現頻度や程度は個人差があり、ひどい場合は一時的に生活に支障が出ることさえあります。また精神的に不安定になったりもします。

精神的不安定は脳下垂体にフィードバックされ、さらに身体の調子を狂わせるという悪循環を起こすこともあり、口臭の発生原因も複雑になり、呼気からだけでなく口腔内からも発生することが多くなる傾向があります。

民族によっても「口臭」が異なる

アジア民族は、見た目はどこの国の人なのかわからず、会話してみて初めて出身国がわかるということがあります。会話したり接近したりして、言語の違い以外に体臭や口臭から我々日本人とは違うことを感じることがあります。

私の体験でも、相手からニンニク臭がしたり、香辛料やカレーのような臭気を感じたりすることがあります。

口臭を研究している海外の先生からの指摘で、日本人は「味噌や納豆、漬物のような臭気」

がすると言われます。同じ民族同士の場合は基本的に同じ口臭を共有するために自覚しにくくなりますが、違う民族と会話する機会があれば気づくことがあるわけです。

これは基本的な食生活習慣の違いによるもので、民族ごとに常食するものが異なるために飲食物由来の臭気成分が呼気として排出されるためです。

また日本人同士であっても、その食生活習慣は地域ごと、個人ごとに異なるために微妙ではありますが違いが出てきます。

column

在日外国人の7割が日本人の口臭にガッカリ

ショッキングな報道がありました。2015年10月13日の「日本歯科新聞」をはじめ、各種メディアで取り上げられた「海外の人が日本人の口臭にガッカリしている」というニュースです。「オーラルプロテクトコンソーシアム」という、歯ぐきの健康を通じた身体全体の健康を推進する団体がインターネットによるアンケートで調査したものです。対象は在日外国人100人（アメリカ60人、ヨーロッパ40人）と20代〜40代の日本人の男女600人で、オーラルケアの実態に関する意識調査でした。

まず、在日外国人に「日本人の口臭にガッカリした経験はあるか」と訊ねたところ、72%が「はい」と回答。また、「日本人にオーラルケアを徹底して欲しいか」と質問したところ、「非常にそう思う」が24%、「そう思う」が48%で、この二つを合わせると7割以上になります。

「2020年開催の東京オリンピックに来る外国人に対して、エチケットの一つとして日本人が口臭の改善を試みるべきか」という質問には、「特にそう思わない」という回答が57%でしたが、「強くそう思う」の12%と「そう思う」の31%を合わせると、4割以上が改善に取り組んで欲しいと思っていることがわかりました。

一方、日本人に対して「自分が歯周病だと思うか」を聞いた結果、「非常にそう思う・そう思う」と答えたのはわずか9.8％でした。逆に「思わない」が37.3％、「どちらかというと思わない」が33.5％、そして「まったく思わない」が19.5％で、この三つを合わせると、なんと9割の人が自己診断で「自分は歯周病ではない」と回答していることがわかったのです。

調査では、日本人に「1日にどれくらいの頻度でオーラルケアを行なっているか」も訊いています。その結果、「2回」が43%で最も多く、「1回」が29%、「3回」が26%、「3回以上」が2％という順でした。

こうした結果から、オーラルプロテクトコンソーシアムでは、「日本人の口臭が気になる在日外国人は多いが、一方の日本人は、口臭要因の一つである歯周病にかかっていることを自覚できていないケースが多く、オーラルケアを毎日行なっていても、その方法に問題があるのではないか」と分析しています。

第３章

知られざる「口臭外来」の世界

——最新医療情報と研究の成果

病気やけがをした時に病院で何科にかかるか迷うことはない。
だが口臭に関しては、歯科なのか口腔外科なのか、
あるいは「気のせい」と言われたら
心療内科なのか精神科なのか……と迷うかもしれない。
しかし、昨今は「口臭外来」という科がある。
ただし、クリニックによって考え方や治療法には差異がある。
最新の口臭外来の医療現場と、
現在に至るまでの研究の歴史をご紹介しよう。
ちょっとした医療ドキュメントとしてもお楽しみいただきたい。

「口臭外来」とはどのような外来か

私が専門にしている「口臭外来」とは「口臭」そのものをなくし「口臭で悩む」人の個々の症状に応じた専門的な診察・治療を行なう口臭に特化した外来科のことです。

口臭不安を訴える患者さんが悩んでいる口臭について診断し、その種類を特定し、原因を究明し、患者さんの不安がなくなるように治療を進めていくのが「口臭外来」です。

治療と並行して口臭の不安に対し、専門的立場からカウンセリングを実施、不安が解決するように精神的なサポートもしていきます。

治療には口臭治療の専門医が当たり、専門的な知識や技術を有する専門職のスタッフが担当します。領域的には耳鼻咽喉科や内科などに含まれることもありますが、日本では多くが歯科に併設されています。

口臭外来は治療内容が保険診療のように画一的ではなく、それぞれの医院の口臭外来への考え方や治療方法によって差異があります。

病的な口臭にだけ対応するクリニックもあれば、生理的口臭で悩むケースに対応してくれるクリニックもあり、ひと口に「口臭外来」といっても統一された治療法で行なわれているわけではありません。費用にしても自由診療で様々な設定です。

世界初の口臭専門外来は日本で始まった

日本で最初に「口臭専門外来」という専門の治療を始めたのは、私の記憶にある限りでは東京医科大学の内田安信元教授です。口臭外来を日本で初めて開設、口臭で悩む人の治療を開始しています。

１９９３年5月12日付の読売新聞に「急増する『自臭症』自信回復させる治療」という記事が掲載され、現在でいう日本口臭学会分類の「生理的口臭症」が紹介されています。当時「生理的口臭症」は内田先生により初めて「自臭症」と命名されています。

その記事によれば、日本初の口臭外来は１９８７年に治療が開始されています。治療方法はあくまでも病的口臭が前提で、歯石を除去するなどの歯科治療が主体。生理的口臭に対しては「気にしないようにカウンセリングによって悩みを解決していた」ことがうかがえます。

当時から、現在のような口臭症つまり誰にでも起こり得る生理的口臭で病的に悩む人が多数いて、１９９１年には２８７人が来院、その10年前の2倍以上という急増ぶりです。患者さんは20代が目立ち、女性が９割以上とも記事は伝えています。

内田先生は、受診患者の約８割が歯周病もなく他の口臭を引き起こすような病気のない「自臭症」だったと報告しています。現在の分類でいう「病的口臭症」すなわち歯周病などの病気のため明らかに周囲に迷惑な口臭がある患者は当時「他臭症」と分類されていました。

当時の治療方法は、口腔内だけの口臭ガスの一部を測定して、においを嗅いでチェックし、臭い場合はその原因となっている病気を治療し、治療終了後に口臭を再評価するという流れでした。

起床時や空腹時・緊張時の口臭、飲食後に起こる口臭などの生理的口臭を訴えても「気にしないように」「誰にでもあるから」ということで納得させていたようです。

しかし生理的口臭を自覚して悩んでいる人にとっては、いくら大丈夫と言われても悩みは克服できず、カウンセリングだけでは根本的な解決に至りません。治療時間が長くなり、エビデンス（医学的根拠）もとりにくいことから治療方法が普及することもなく、やがて衰退していき、「口臭」の治療を開始しても解決する方法がないことから開業医にも普及しませんでした。

当時は物珍しさから「そんな外来もある」という新聞のトピックスとしかなり得なかったのです。しかし少なくとも日本で最初に口臭専門治療を開始されたのは内田先生であり、その後の口臭治療研究の礎を築き、当時、孤軍奮闘されていたであろうことは推測できますから、大いに尊敬に値するものです。

私が最初に勉強したのも内田先生の書物や論文でした。

90年代のアメリカで起こった口臭治療ブーム

1991年の第69回国際歯科研究会議（The International Association for Dental Research:

ＩＡＤＲ）において口臭に関するシンポジウムが開催されたことや、アメリカにおける歯科受診理由の３番目に「口臭が気になる」ということが判明して以来、北米では開業医の間で口臭治療の大ブームが起こりました。

北米の３０００ほどのクリニックが口臭治療を開始しています。

しかし、アメリカでの口臭治療は、実際の会話などで明らかに不快を感じる口臭がある人を対象とする治療のみでした。日本に多い「他人にはわかりにくい自覚する生理的口臭で悩むようなケース（生理的口臭症）」には対応できないもので、もっぱら臭気をデオドラントして原因となっている歯科的な治療を行なうという方法でした。

口臭について悩むという病気（口臭症）、とりわけ歯科的にも耳鼻科的にも内科的にも病気がなく口臭を診断しにくい場合や、誰にでもあるような生理的口臭で悩むようなケースではフォビア（恐怖症）、心身症（心配症）といった精神的な疾患と考えられ、第三者が明確に感じることができない口臭は、そもそも治療対象外だったのです。

結局、明らかに第三者が不快と思う病的な口臭の原因となる歯科治療と並行して口臭を消すデオドラント製品の開発が主流でした。

そうはいっても、アメリカにも日本と同じように口臭症の患者は少なからずいたはずです。しかし、そのようなケースでも第三者の「確かにこの人には迷惑な口臭があります」といった証明書がない限りは治療してもらえなかったそうです。

日本でも口臭治療大ブームが勃発

アメリカのブームから10年後、日本にもその情報が入ってきました。当時、歯科医師の間には内田先生の業績が知れ渡っていましたが、口臭で悩んでいる人が来院しても、どう対処していいかわからない状態でした。

一方、その頃、アメリカでの口臭治療ブームは、すっかり下火になっていました。3000ほどあった口臭クリニックも1000クリニックほどに減少。その理由は「デオドラント製品が市場に出まわり、クリニックにいかなくても簡単に口臭を無臭化できるようになっていたこと」や「もともとアジア民族と異なり、キスやハグなど至近距離でのコミュニケーションが盛んな国柄だけに口臭に対する意識もはるかに高いため」です。

ところが日本では口臭治療がブームになりつつありました。そのきっかけの一つが1990年代末に、当時、テルアビブ大で口臭の治療などを研究するメル・ローゼンバーグ博士らが世界で初めて口臭の専門的な学会である「国際口臭学会」を立ち上げたことです。

また、それまでは非常に高価であった口臭ガス測定器が改良され、開業医でも買えるくらいの機器が日本に持ち込まれ、企業がキャンペーンを展開していました。

「国際口臭学会」では主として口臭ガスと病気との関係について研究され、その中で口臭の分類を試みています。しかし「口臭がある状態を病的という」解釈だったため、口臭検査の主体をなす口臭測定器に反応せず、さらに病気がなく生理的口臭で悩んでいる場合には「治療の必要性がない」とされ、現実にそぐわないことが多くありました。

結局、ガスと病気の研究だけでは行き詰まってしまい「国際口臭学会」は衰退していきました。その後の「国際口臭学会」は創始者のメル・ローゼンバーグ先生が脱退され、当初のメンバーも次々と脱退し、２００７年には参加する人もいなくなり消滅しました。現在、海外には口臭の専門的な学術団体はありません。

ところが日本にはれっきとした学術団体があります。日本学術振興団体が認定している「日本口臭学会」です。学会も様々ですが、日本では日本学術振興団体の認定を受けている学会が最も権威のある学会です。それ以外は私的なもので、学術的には容認されていないものもあります。

この学会には、他の学会と異なり、歯科医師だけでなく内科医や精神科医、さらには薬学研究者や口臭ガスを分析するような理化学研究者も参加しています。また、登録会員数が５００名にも上り、年々会員は増加しています。

海外には口臭の専門的な学会がないために、海外からの参加者も増え、国際的になってきました。正式に発足して5年が経過し、認定医制度や専門医制度も発足しています。

日本口臭学会の前身は「臨床口鼻臭研究会」という医師や歯科医師の研究者が作っていた研究会で、研究会発足からほぼ10年の歴史があります。この学会の設立により、ようやく歯科や医科を超えた口臭の分類や、悩んでいる人の治療をしようとする口臭症治療についての組織的な臨床研究が始まり、開業医の参加も非常に多くなりました。

また、それまで混乱が多かった「口臭の定義」がなされ、口臭で悩むことを「口臭症」と定義づけ、「口臭」と「口臭症」が明確に区別されるようになり、口臭や口臭ガスの基礎研究、「口臭症」に対する治療方法などの臨床的研究も活発に行なわれるようになったのです。

その意味では、現在、日本の口臭についての学問や口臭で悩む人の治療の研究は世界一と言っても過言ではないと思います。

患者さんのひと言が口臭治療を始めるきっかけ

私が口臭で悩む人に初めて遭遇したのは、歯科医院を開業し、経営が軌道に乗り始めた1997年のことです。当時、私は、治療をした患者さんが再び治療しなくて済むように歯周病の定期的な管理を徹底して勧めていました。

ある日の夕方、虫歯もなく歯周病の治療も終わって予防処置のために定期的に通院されている方が、いつものようにスケーリング（歯科衛生士による機械的な歯石除去のこと）にいらっしゃった時に相談を受けました。

「先生、俺って口臭ひどくないですか？」

口の中は虫歯もなく、歯周病も完璧にコントロールされている、予防には熱心な患者さんで、優等生のようなおじさんでした。私はまったく感じたことがなかったので、マスクを外し、普通の会話距離で確かめましたが何もにおいません。

「いや、ないと思うけど?」と答えると、「そんなことはない、あるはずだ」と言うのです。

それでは……と、「は〜」としてもらいながら、クンクンするように嗅いでみました。

そうすると、口元から10cmくらいの距離で、生臭い、かすかなにおいを感じたのです。

それを伝えると、ホッとした顔で「やっぱりあるようなぁ……」と、少し嬉しそうな顔をしたのです。

「でも、そんな距離だったら、誰でもあるよ。私だって臭いでしょう?」と言ったのですが、その患者さんは「じつは家に帰って奥さんに聞いても『たいしたことはない』と言われるけど、会社に行くとひどくなって、部屋中ににおいが立ち込めて、私としゃべる相手は、鼻に手をもっていくんだ」と言うのです。

「そのおかげで最近は会社に行くのも苦痛だし……、こんなに予防しているのになんでだろう?」と言うのです。

もしも、その人が初めて会う人だったら「その程度のにおいは誰にでもある」と、やり過ごしたかもしれません。しかし、その患者さんは開業当初から来ていて、私を信じてずっと予防に励んでいた真面目な人なので「ひょっとすると、この人の言うことは本当かもしれない」と思い直したのです。

「今はこんなものだけど、会社では本当にすごいことになっているのかもしれないなぁ」と思い、まずは、その人の食生活や生活習慣、会社で口臭が起こった時の状態などを詳しく書いてもらうように指示しました。

その患者さんの日常生活を観察してみると…

2週間にわたる細かい調査を行なったところ、患者さんの口臭に対する不安が起こっている時の状況がわかってきました。それまで私が取るに足らないと考えていた生理的口臭、しかも一日のうちで何種類もある生理的口臭のすべてに、臭気を感じたり、不快感覚を感じたりして不安をもっていることが手に取るようにわかったのです。

そこで毎日、夕方にその人を呼んで、いろいろな調査を始めました。

歯には問題がないし、舌もきれいだったため「唾液かな」と思いました。今のような検査器具もない時代で、そのあたりにあったメスシリンダーに唾液を吐き出してもらうと、とても汚くて、においを嗅いでみると、ものすごい悪臭だったのです。さすがにその時は私もびっくりしました。迷宮入りしていた事件の真犯人を見つけたような気分です。

唾液の状態が悪ければ、歯を磨いても舌を磨いても解決できないはずだ。でも、どうして唾液がこんなになるのだろう。

その後は患者さんと一緒に悪戦苦闘の日々です。当時は不安を解消し、治せるかどうかもわからないため治療費ももらえませんでした。

時間も取られますが、どうにかしてあげたいという気持ちもありました。結局「乗りかかった舟」と思い、また、未知なるものに遭遇する興味で患者さんに向き合っていました。

一度、話を始めると、あっという間に時間が過ぎます。夕方は通勤帰りの患者さんで医院が混むのですが、普通の治療は副院長に任せ、延々とその患者さんの相手をしていたのです。

その時間帯はまた、ちょうど私の一日の疲労がピークに達する頃で、その患者さんの話を聞いたり考えたりすることが気分転換と休息にもなっていたのです。

治療待ちのカルテはどんどんたまりますが、見て見ぬふりをして、呼ばれても聞こえないふりをして相談に応じながら身体を休めていたので、当時はスタッフから顰蹙《ひんしゅく》を買いました。要するに「ちょっとサボっていた」わけですが、もちろん、ただサボっていたわけではなく、一生懸命考えていました。

近畿大学教授からの貴重なアドバイス

しばしば暗礁に乗り上げ、苦労もしていましたが、たまたま横のチェアーで治療を受けに来ていた近畿大学薬学部の教授が、私と患者さんのやりとりを聞いていて「そんなに唾液が汚いのは、力いっぱい舌をブラシで磨くから舌が荒れているのではないか？」とか「そんな症状に有効な漢方系の歯磨き剤を開発したから試しに使ってみるか？」といったアドバイスをしてくだったのです。その先生の教室では、口腔内粘膜にやさしいオーガニックの歯磨き剤の研究や唾液の分泌促進などのための天然薬剤資源の研究をしていたのです。

その時からのご縁で、現在も近畿大学薬学部には、ほんだ歯科と共同で口臭治療に使用する新しい天然薬物資源の研究開発を続けていただいています。

こうして、ついに患者さんの悩みの原因と理由にたどり着くと同時に、治療方法ができあがりました。その結果、当時、精神医学領域と考えられ、内田先生が分類された自臭症（現在の生理的口臭症）患者の悩みの原因を究明し、治療対象とみなされなかった「健康であっても起こる生理的口臭についてのコントロール」のみならず「口臭がなくても口臭不安につながる原因について治療する」という精神的取組み以外の方法をもって解決し、患者さんの悩みを消すことに成功したのです。

口臭に悩む人の多さに驚愕

この経験を当時開設していたホームページに掲載したところ、全国の口臭について悩んでいる人から問い合わせが殺到し、患者さんが押しかけてきました。

しかし、これは実験的な取組みであり、ボランティアでやっていたことです。本当のことをいうと「休憩を兼ねた知的好奇心を満足させるためにしていたことなのに、こんなにも反響が大きいとは！」と、私自身がびっくりすると同時に、悩んでいる人の多さにも驚きました。

しばらくは、悩む人のためにボランティアで治療を行ないましたが、そのうち、来る人来る人に共通点があること気づき、同じように治療していけば解決できるとわかりました。

当時は、不安を解消するのに3か月くらいかかりました。基本的な原因やプロトコル（診断や治療の手順）は完成しつつありましたが、ある患者さんが抱えている不快な臭気感覚を素早く取り除き、同時に無臭化するものがありませんでした。

そこで、当時はあまり知られていなかった、お茶のカテキンで無臭化ができるのではないかと探しましたがなかなか見当たりません。

ダメもとで、お茶のペットボトルで有名な某メーカーに「茶カテキン含有の口臭を抑制できるようなリンスはないか？」と電話したところ「口臭を消すお茶のリンスがありますが一般にはさっぱり売れません。ラブホテル専用バージョンならあります」という返事。

早速取り寄せて、薬瓶に移し替えて患者に試したところ、根本的な治療の効果との相乗効果もあり、たいへん喜ばれました。ただし、ボランティアでやっているからいいのであって、毎回、ラブホテル専用バージョンのカテキンリンスをもっともらしく見える薬瓶に入れて渡すことに釈然としないものがありました。また、残念なことに効果は一時的なもので終わりました。

そこで今度は「今あるにおいを消す方法はないだろうか」という研究をスタートさせたのです。といっても、当時は口臭を研究している人は誰もいませんでしたし、消臭剤があったとしても歯周病に効きそうな殺菌剤入りのリンスしかない状態でした。それでも暗中模索、試行錯誤が続きました。

口臭についての専門書もなく、口臭について載っていそうな本を探し出すと、どんどん古い時代の書物になっていきました。ついには仏教の本やアーユルベーダまでさかのぼることになったのです。ところが、いずれも病気と口臭に関するもので、口臭だけを消すものというものは見つかりませんでした。

忍者からヒントを得た？

ふとひらめいたのが「忍者」でした。子供の頃、たまたま三重県の忍者屋敷に行った時に真っ先に目に入った「姿なく、においなく」というフレーズを思い出したのです。

居ても立ってもいられなくなり、三重県教育委員会に掛け合って、忍者に詳しい専門家を紹介してもらいました。忍者の消臭術について専門家からできる限りの情報を集める学術調査を行なうためです。

未公開の忍術書を閲覧《えつらん》させていただき、体臭や口臭を消すための方法、そのための薬剤の処方（当時、忍者の統領は表稼業として和方と呼ばれる漢方とは異なる忍者独特の薬草を用いた薬を研究していた）を聞きだし、近畿大学薬学部に持ち帰って分析するという日々でした。

残念ながら、その多くは「においでにおいを制する」といったもので、決定的な無臭化の素材を見つけることは困難でした。

アメリカの研究者と最新医療情報を交換

そこで今度は、当時は珍しかったインターネット（1998年当時、今とはくらべものにならないほどホームページはありませんでした。ほんだ歯科はいち早く情報を公開していたのですが、インターネットそのものが普及していなかったのです）を通して海外の情報を見ていると、なんとアメリカの口臭クリニックの多さにびっくりしました。

すでに1999年頃に口臭治療は衰退していたアメリカにもかかわらず、ものすごい量の情報があふれていたのです。そこで、ついに口臭治療に使用される無臭化のための製品がアメリカにあることを見つけたのです。

すぐにアメリカの口臭治療の第一人者であった、フィラデルフィアのリクターセンターのリクター先生やカリフォルニア・ブレスクリニックのカッツ先生のクリニックを訪ねました。そして、お互いの治療方法を情報交換し、彼等が開発し、すでに一般市場にも出まわっていた製品の治療用モデルなどについても情報交換したのです。

それと同時に、彼等ができなかった「口臭で悩む人への治療方法」を私が伝授する代わりに彼等が開発した製品や治療方法を教えてもらい、今後は提携し協力し合っていくことを取り決めました。こうしてアメリカの最高峰の治療方法までも取り入れた、日本における口臭症治療のプロトコルを完成させていったのです。

しかしそのプロトコルは、ガスを測って虫歯や歯周病を治すという当時の口臭治療のあり方とは真っ向から異なり、誰にでも起こる生理的口臭に対してアプローチするもので、歯科というよりも口腔生理機能から考案された手法でした。

じつは「私一人で編み出した治療方法そのものが、本当に確かなものであって、誰にでもできる方法なのか」について自信がありませんでした。そこで、客観的な評価を得るために、その治療方法を有識者にも広く、全面的に公開しました。そうして問題がある場合は随時修正していくようにしたのです。この時期（２００1年）、日本の歯科における口臭治療の大ブームが起こり、その結果、日本で販売されているすべての口臭測定器メーカーからの講演依頼が殺到しました。おかげで私も口臭測定器について詳しく勉強するいい機会となりました。

多くの人が治療を受けられるように…

日本での口臭ブームが起こった頃、ほんだ歯科の口臭外来の予約は1年に1度だけ、インターネットによる予約を受け付けていました。マスコミの報道もあって、２００2年の予約を受け付けたときには10分足らずで5倍もの予約が殺到し、ほんだ歯科での受け入れ能力の限界を超えていると判断しました。そこで、ほんだ歯科での治療を見学してもらい、治療方法を教えていた先生方のクリニックでも治療してもらうことにしたのです。

当然、ほんだ式口臭治療が行なえる専門医やスタッフの育成が必要になります。その必要性を感じて、ほんだ歯科では研修のための公開診療のみとしました。全国にいる患者さんに対しては、最寄りのほんだ式口臭治療ができると認定した「ほんだ歯科提携クリニック」で受診してもらえるようになったのです。

しかし、治療方法は未だ発展段階であり、提携クリニックでは場合によってはうまくいかないこともあります。治療がうまくいかなくなったケースは、ほんだ歯科で治療を行なうようにし、その修正治療も公開してきました。その後の治療方法も日進月歩であり、プロトコルも年々更新されるために、ほんだ歯科で勉強・研修した先生に、1年に2回は必ず研修会（**写真3－1**）を開き、アップデートされていく治療方法を習得してもらうようにしました。これらはすべて無償で行ない、完全に、ほんだ式口臭治療ができると判断した先生を認定し、その先生が所属するクリニックを「ほんだ歯科提携クリニック」としたのです。

年2回の研修出席義務を果たせなかったクリニックはメンバーから除外していきました。それというのも、提携クリニックで失敗した症例については、すべて私が修正治療し、先生に対して指導を行なうシステムがありますので、常に私の最新の治療方法をマスターしていない場合には責任が取れないと判断したからです。これは、学術的グループではなく、ほんだ式口臭治療を求めてきた人に対しては、患者さんであれ、医療関係者であれ、決して見捨てない医療の制度として発足させたものです。私が責任をもって最後まで見届けることで、患者さんにも治療する先生にも安心していただける制度です。

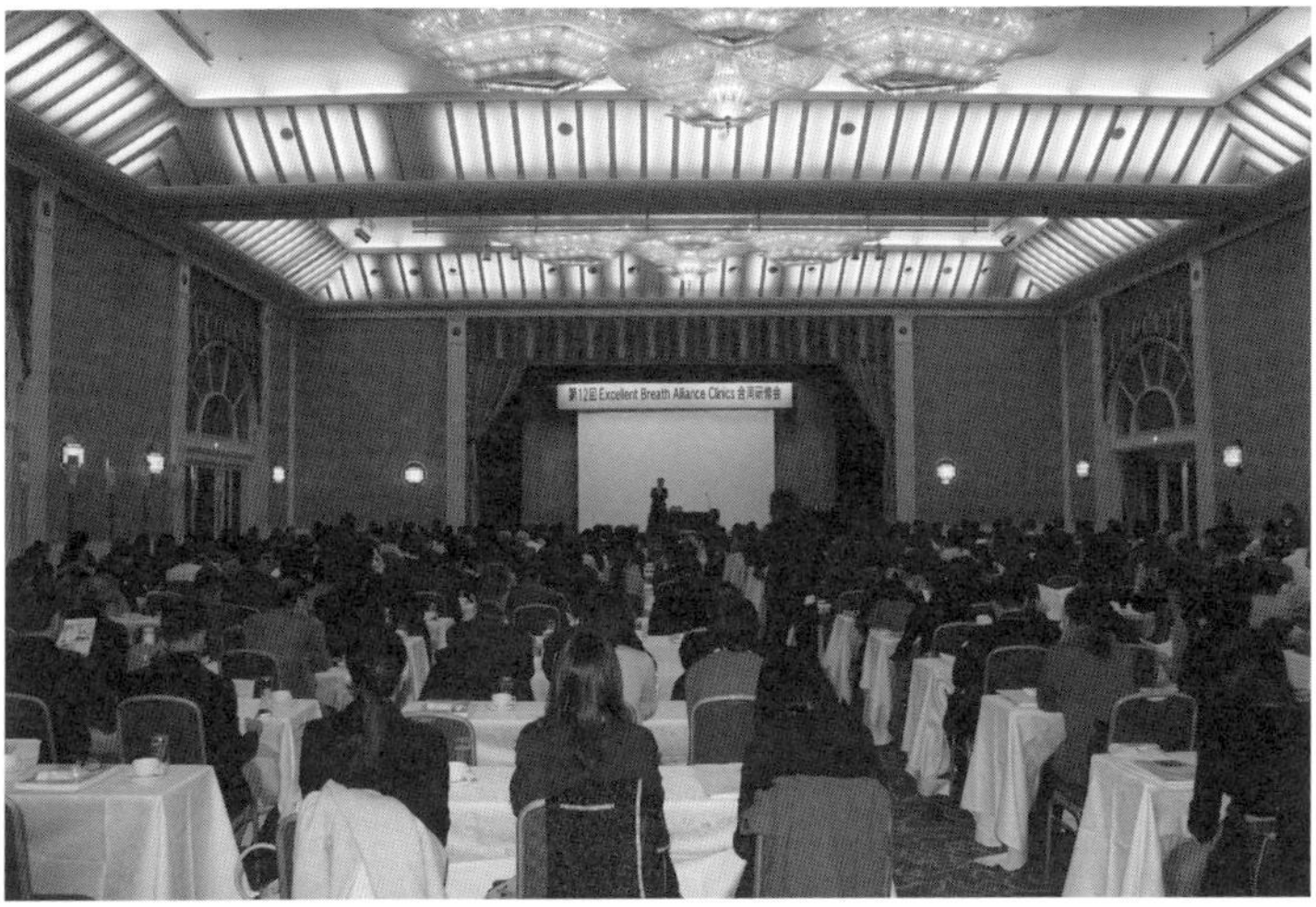

写真3-1 第12回EBAC合同研修会のようす

やがて研修を希望する先生は、歯科医師だけでなく耳鼻科医や精神科医にも広まり、他の領域との連携も容易になってきました。もちろん治療法において耳鼻科的な判断が必要だったり、漢方的なアプローチをすることもあったりと、それぞれの専門家をブレインとして迎え入れ、指導者も歯科医師の私だけではなく、複数の領域の専門家による指導体制を作っていったのです。

日本国内に限らず、口臭に興味のある海外の臨床医も、ほんだ歯科の治療を見学にいらっしゃるようになりました。治療方法を習得するために留学してくる先生方も多くなり、提携制度のネットワークはアメリカや韓国、中国にも及び「ほんだ歯科提携クリニック制度」の名称を「Excellent Breath Alliance Clinics制度」と改め、今日に至ります。

日々進化する医療機器

この十数年間に口臭測定器も目覚ましく進化しました。

ほんだ歯科には、現在、世界で販売されている診断に用いるすべてのガス測定器が揃っており、時にはメーカーと協力して開発改良を行なっています。

また、治療に必要な治療用の素材についてもメーカーと共同開発を行なうと同時に大学と連携してエビデンスを収集する必要もあり、複数の大学や企業とも協力して開発研究も行なわれるようになりました。

市場では競い合っている測定器や器材のメーカーも、ほんだ歯科では呉越同舟状態で製品の開発や評価を続けています。その結果、ほんだ歯科における口臭治療は、創設以来、現在もすべての治療が研修医の立会いの下で行なわれ、治療と同時に人材の育成を行なっていることを患者さんにも了解してもらっています。

同時に、治療において開発段階の機器の検証、治療用素材の評価も行なっています。

スタートは患者さんの悩みのひと言でしたが、現在では、小さいながらも口臭分野での治療機関、研究機関、教育機関の役割を果たし、多くの患者さんの悩みの解決に少しは貢献できたと自負しています。

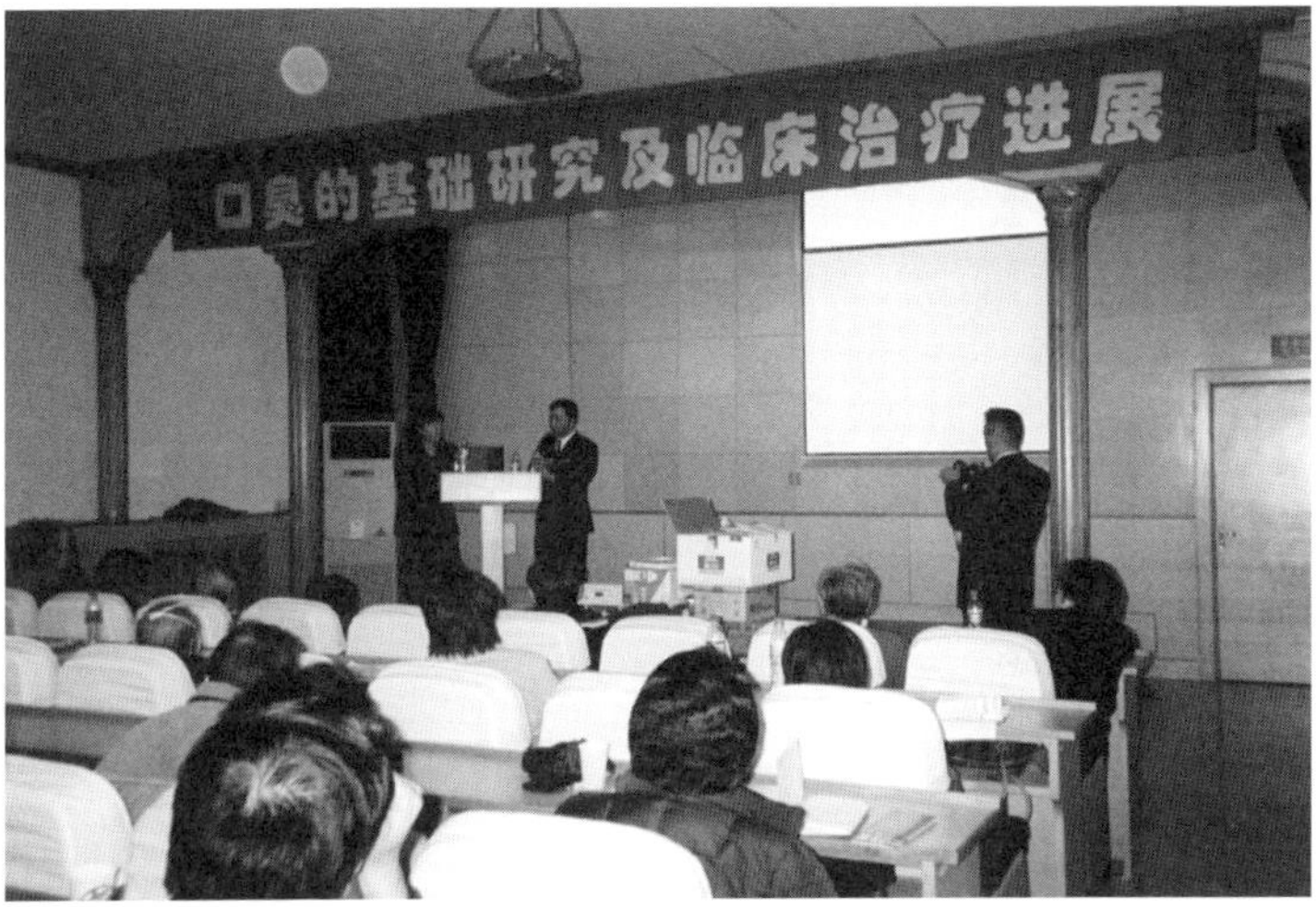

写真 3-2 天津医科大学で開催された、医師・歯科医師向けの講演会のようす

中国でも口臭治療がスタート

国内だけでなくアジアを中心に海外からも口臭や口臭症の治療方法に関する講演の依頼が相次いでいます。日本人だけでなく中国人や韓国人も同じように口臭に対する関心が高くなっていることの証でしょう。

写真3－2は、2005年、中国の天津《てんしん》医科大学に招かれて、天津市の医療関係者や市民向けに「口臭」に対する講演を行なったときのものです。

天津医科大学の医師たちの話では、中国でもやはり口臭について気にする人が多く、口臭を主訴として病院に来る人が多いということでした。

天津医科大学では、口臭を主訴とする患者が受診してきた場合、まず問診により、どの科に行ってもらうかを決定し、歯科や耳鼻咽喉科、内科などを紹介します。治療してもうまくいかない場合は伝統的な中医科（東洋医学科）に送られるというシステムだそうです。

しかしながら口臭そのものから病気を正確に診断していくというような口臭専門外来は今のところなく、原因不明な場合は漢方的な取組みが多いということでした。

まず医師や歯科医師を対象とした専門家向きの講義が終了した後に、市民向けの講演会を行ない、希望者に口臭測定を無料で行なったところ、多くの人が殺到し、会場は収拾がつかなくなりました。口臭ガスを測ることが珍しかったのか、市民の皆さんは興味津々でしたが、そんなことをしなくても会話をすればすぐにわかるのですが……。

中国には口臭の人が多く、その原因は歯科治療の遅れからではないかと考えられました。

その後、中国においても口臭治療研究が本格的にスタートしています。中国では病気の結果として起こる「病的口臭」に対する関心が高く、日本のように生理的口臭について悩む人は少ないように思われました。

また一般開業医においても口臭について古くから取り組まれていますが、もっぱら伝統的に中医学的な取組み方法つまり口臭に応じて漢方的取組みをしているのが現状のようです。

中国には「牙科」、地方によっては「歯科」と書かれているのが日本と同じ「歯科」ですが、もう一つ「口腔医療院」とか「口腔科」と書かれているクリニックもあり、「口腔」とつくクリニックは、一般的な歯科だけでなく医科的な内容も含まれ、東洋医学的なアプローチもしているそうです。口臭は伝統的には漢方薬を使用した「中医」領域で扱われていたそうですが、最近は「口腔科」でも研究や臨床研究が始まりつつある感じでした。

ちなみに漢方医（中医）を訪ねて、生理的な口臭にはどのように対応しているのかと聞いてみると、様々な漢方薬を調合してくれました。かなり古くから民間的にも口臭への取組みはあったようですが、決定的な方法がないのが現状のようです。

口臭治療の関心が高まる韓国

韓国では、長らく中国の影響を受け、もっぱら漢方的な取組みが主流だったそうですが、２０００年あたりから文化レベルの向上に伴い口臭への関心が急激に高まっています。口臭専門治療を行なう「口臭外来」が慶熙《きょんひ》大学校の通常の歯科に設けられ、東洋医学的な手法を盛り込んだ口腔内科で行なわれるようになったそうです（**写真３－３**）。

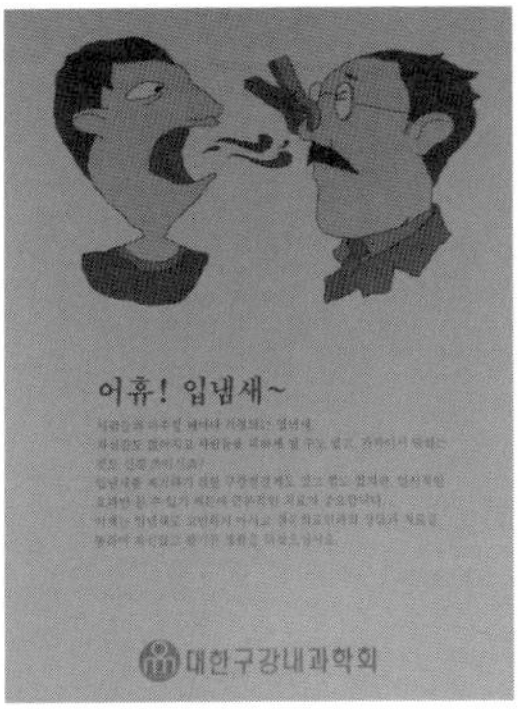

写真 3-3
慶熙大学校歯学部病院口臭外来の待合室にあるポスター

口臭専門治療を行なっている教授と意見交換をしましたが、生理的口臭症に対しては不安が鎮まるような作用のある香水を鼻の下に少し塗って、自分の口臭を感じなくさせながら気分を落ち着かせる方法がとられていました。一種のマスキング効果と抗不安のアロマセラピー的な取組みです。

誰もが迷惑に思うような病的な口臭に対しては、歯科治療やその他の原因となっている病気の治療を行なうという手法で、どちらかというと「口臭」という症状からいろいろな病気の原因を総合的に判断するような科であるという印象を受けました。

韓国でも予防歯科領域で研究がスタートしています。全国の予防歯科で口臭研究と治療が開始されていたものの、その多くは口臭ガスを測定して歯周病の治療や歯科の治療を行なうという病的な口臭にしか対応していなかったようです。

現在は、韓国にも口臭自体に対応するとともに口臭について悩む人に対する専門治療機関も増えつつあります。また、ほんだ歯科にも多くの歯科医や歯科衛生士が留学していて、韓国国内にも日本と同様に、ほんだ式口臭治療法が行なえるクリニックが増えています。

定期的な研修システムを取り入れたＥＢＡＣ制度が韓国にも展開されるようになり（**写真3－4**）、生理的口臭症に対応する治療が行なわれていて、高麗《こうらい》大学歯学部口臭外来や民間クリニックにおいても生理的口臭症にも対応できる、ほんだ式口臭治療法が普及してきています。

なぜ個々のクリニックで対応が異なるのか

日本では２０００年頃から口臭の研究や、口臭で悩む人に対する治療方法が研究、考案されています。臨床でも専門的に治療を行なう「口臭治療専門外来」が整備されてきました。

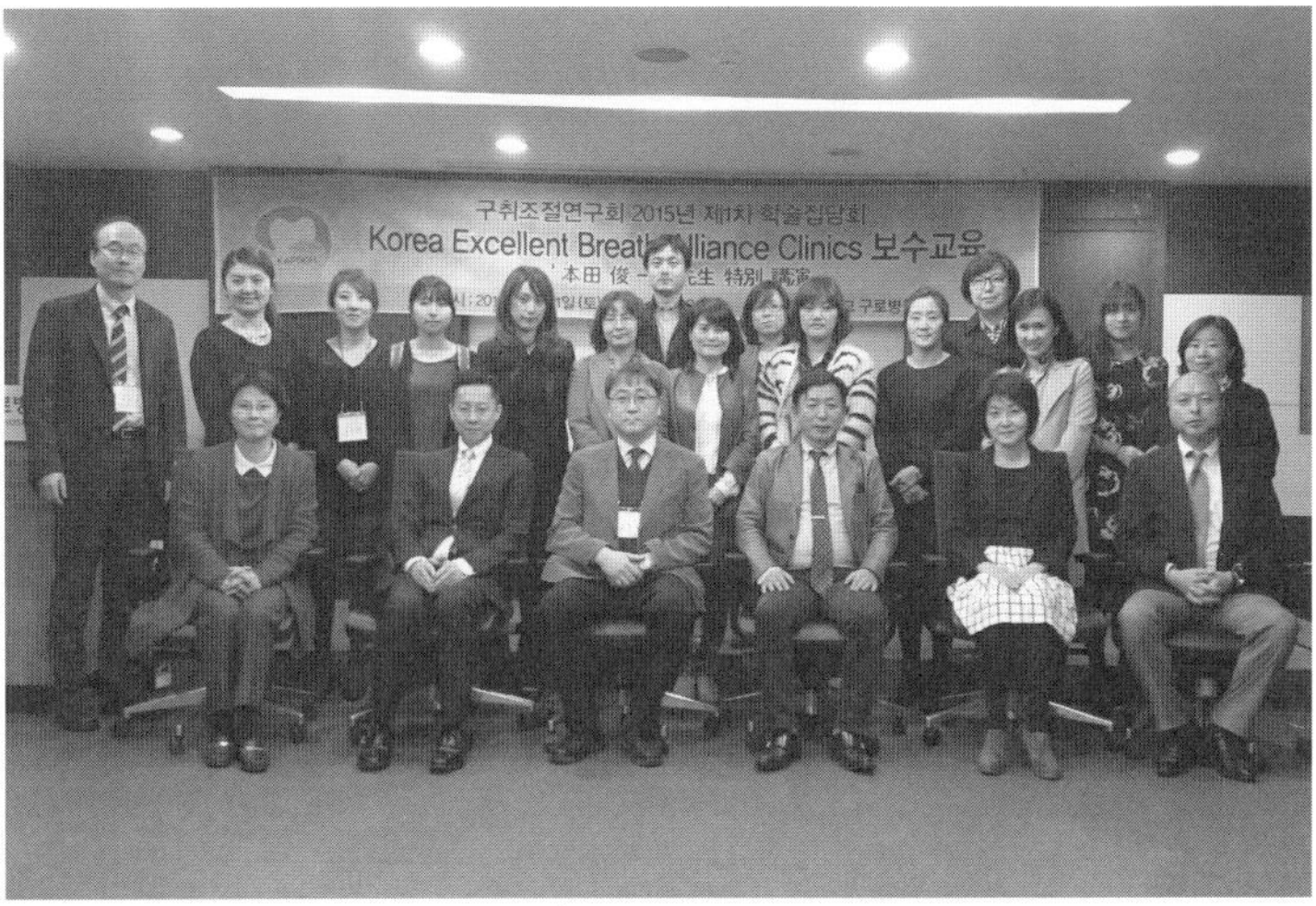

写真 3-4 EBAC Koreaのメンバーの先生たち

しかし、大学や一般歯科医院における口臭への対応や口臭に悩む人に対する治療方法は画一的ではなく、個々のクリニックごとに対応が異なっているのが現状です。それというのも、この領域の研究は始まったばかりで、対応する研究者や臨床家によって解釈や治療法がそれぞれ考えられ、そこまで統一されていないためです。

専門クリニックは、主として歯科系大学を中心に併設されている場合と民間のクリニックが標榜している場合があります。

２０１５年７月現在、大学病院に設置されている口臭専門外来は次の見開きページに載せた**表３−１**の通りです。

受診される場合は、あらかじめ連絡をして確認して受診してください。

郵便番号	住所	電話番号
060-8648	北海道札幌市北区北 14 条西 5 丁目	011-706-4342
020-8505	岩手県盛岡市内丸 19-1	019-651-5111
980-8574	宮城県仙台市青葉区星陵町 1-1	022-717-7000
963-8611	福島県郡山市富田町字三角堂 31-1	024-932-9274
113-8549	東京都文京区湯島 1-5-45	03-5803-4559
102-8158	東京都千代田区富士見 2-3-16	03-3261-5511
951-8580	新潟県新潟市浜浦町 1-8	025-267-1500
951-8520	新潟県新潟市中央区旭町通一番町 754	025-223-6161
261-8502	千葉県千葉市美浜区真砂 1-2-2	043-270-3915
271-8587	千葉県松戸市栄町西 2-870-1	047-360-9521
238-8580	神奈川県横須賀市稲岡町 82 番地	046-822-8810
230-8501	横浜市鶴見区鶴見 2-1-3	045-580-8500
399-0781	長野県塩尻市広丘郷原 1780	0263-51-2300
501-0296	岐阜県瑞穂市穂積 1851-1	058-329-1112
464-8651	愛知県名古屋市千種区末盛通 2-11	052-759-2122
540-0008	大阪府大阪市中央区大手前 1-5-17	06-6910-1087
565-0871	大阪府吹田市山田丘 1 番 8 号	06-6879-5111
700-8558	岡山県岡山市北区鹿田町 2-5-1	086-223-7151
734-8551	広島県広島市南区霞 1-2-3	082-257-5555
770-8503	徳島県徳島市蔵本町 2-50-1	088-631-3111
812-8582	福岡県福岡市東区馬出 3-1-1	092-642-6421
814-0175	福岡県福岡市早良区田村 2-15-1	092-801-0411
852-8501	長崎県長崎市坂本 1-7-1	095-819-7200
890-8520	鹿児島県鹿児島市桜ケ丘 8-35-1	099-275-6591

表 3-1　全国口臭外来のある大学病院全リスト（2015 年 11 月現在）

大学病院	診療科名称
北海道大学病院	口臭専門外来
岩手医科大学附属病院	高度先進保存科　口臭外来
東北大学病院	予防歯科　口臭外来
奥羽大学歯学部附属病院	口腔外科 口腔内科外来
東京医科歯科大学歯学部附属病院	息さわやか外来
日本歯科大学附属病院	心療歯科診療センター
日本歯科大学新潟病院	いき息さわやか外来
新潟大学医歯学総合病院	予防歯科　口臭外来
東京歯科大学千葉病院	口臭専門外来
日本大学松戸歯学部付属病院	歯科人間ドック
神奈川歯科大学附属病院	口臭外来
鶴見大学歯学部附属病院	口臭外来
松本歯科大学病院	お口さわやか外来
朝日大学歯学部附属病院	歯周病科
愛知学院大学歯学部附属病院	口臭治療科
大阪歯科大学附属病院	歯周治療科　いきさわやか（口臭）外来
国立大学法人大阪大学歯学部附属病院	予防歯科
岡山大学病院	予防歯科
広島大学病院	口臭外来
徳島大学病院	高次歯科診療部　口臭部門
九州大学病院	口臭外来
福岡歯科大学医科歯科総合病院	総合歯科　口臭クリニック
長崎大学病院	息フレッシュ外来
鹿児島大学病院地域医療連携センター	口腔保健科　息リフレッシュ外来

民間の口臭専門外来はネットで探せる

口臭専門外来は大学病院だけではなく、一般的なクリニック（開業医）でも標榜しているクリニックがあります。そして、各大学と同じようにクリニックごとに治療方法が異なります。

日本には口臭治療を標榜しているクリニックが４００ほどありますが、いざ行こうと思うと、どこにあるのかわかりにくいかもしれません。

民間クリニックは医療法という法律で「広告規制」があり、看板などで口臭治療を標榜することは禁じられているため、普通の看板や電話帳などでは探すことが困難なうえ、数が少ないということもあります。唯一、探すにはインターネット情報で探すことぐらいです。

私が提唱して公開している「ほんだ式口臭治療」を希望される場合は、前述したＥＢＡＣの制度に加盟しているクリニックで受診されるといいでしょう。

インターネットでＥＢＡＣ口臭専門クリニック　http://www.honda.or.jp/clinic/　に、各地域のクリニックの一覧を載せています。受診の際は念のため、各クリニックにお問い合わせください。平成27年10月の都道府県別クリニックは**図3－1**のとおりです。

また、私の方法に限らず、それ以外で専門的な口臭治療を独自に行なうクリニックもありますので、インターネットで「口臭治療・地域」で検索すると見つけられると思います。検索したうえで、どのような治療が行なわれるのかを調べて受診されるといいと思います。

図 3-1　ほんだ式口臭治療を受けられる各都道府県別 EBAC クリニック数
(詳しくは EBAC 口臭専門クリニック　http://www.honda.or.jp/clinic/ を参照してください)

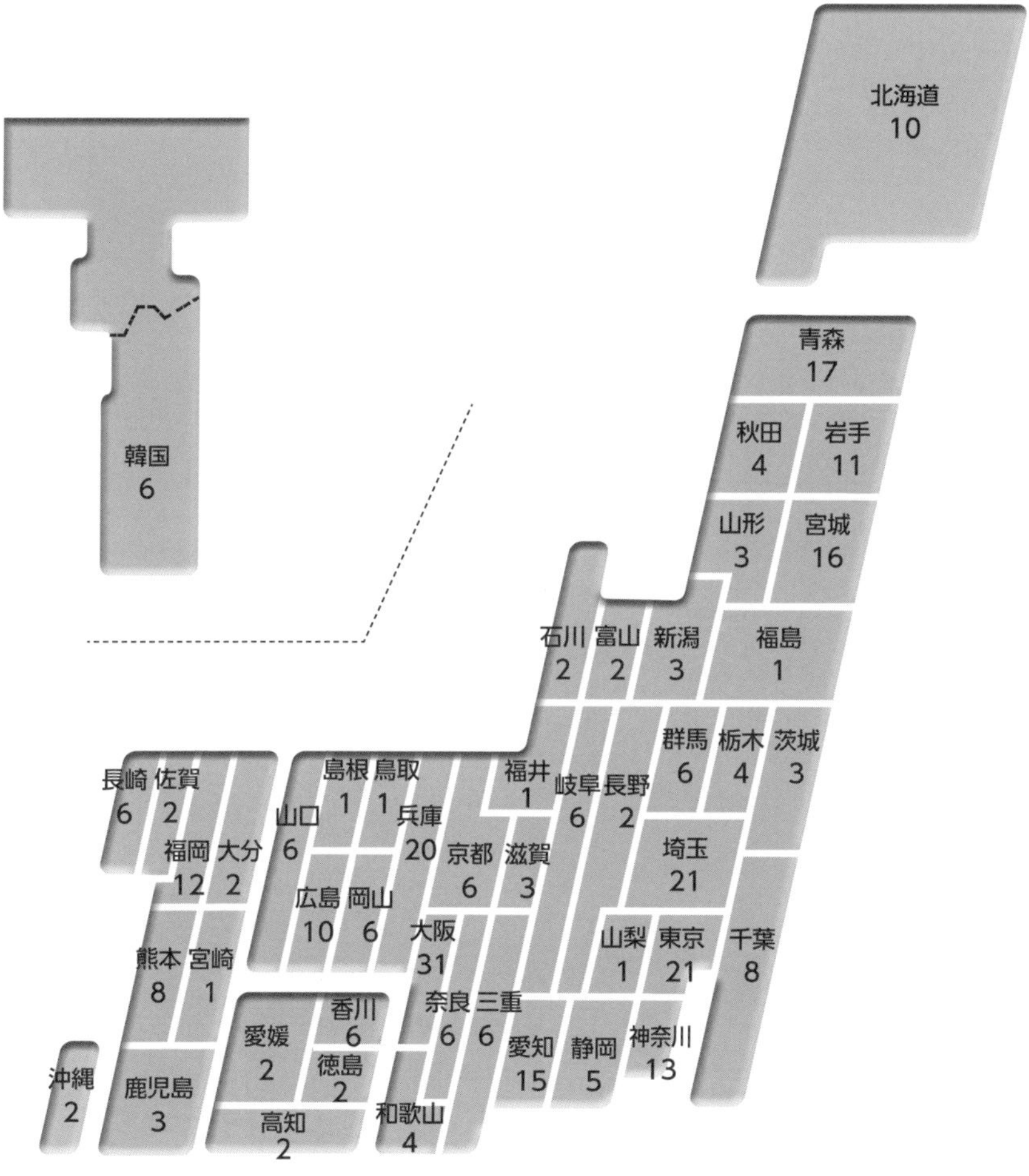

りま す。

なぜ口臭専門治療は「保険が利かない」のか

口臭治療は保険が適用されない特殊専門治療となるため、保険が適用されない自由診療となります。

1961年に「国民皆保険制度」が施行され、すべての国民が平等な医療を受けられるようになりました。診療に対する医師や歯科医師への報酬額が決められており、患者さんはそれぞれ加入している保険（国民健康保険、社会保険など）により定められている何割かを負担するものです。保険診療を受ける限り、どこの病院や診療所に行っても同じ金額で同じ診療を受けられるという「安心感」をもって医療が受けられるようになったわけです。

しかし、保険診療には「保険が利く範囲」があり、病気ごとに検査内容や使用できる薬などが決まっています。そのため、自由競争の規制、政府の医療への干渉、それによる医療の質の低下、患者の選択の自由の制限などの弊害もあります。

口臭専門治療は「口臭」や「口臭症」自体が病気として認定されていないことと、特殊な専門性が必要になることや、治療方法も医師や歯科医師の間で一定の手順が決まっていないために保険が適用されません。極端な話、大学病院ごとに、民間クリニックごとに、口臭に対する専門的治療方法は異なり、そのため対応も違ってくるのです。

口臭治療の中には、医科や歯科診療の保険で認められているものと同じ検査が重複しており、この部分は保険でもまかなえると思われがちです。しかし口臭専門治療では、それ以外にも高度な検査が必要になります。できれば、保険で適用できるものは保険で請求し、差額分だけ実費を請求したいのですが、現状では法的に難しいのです。

一つの病気の治療に保険診療と自由診療の医療サービスを併用するものを「混合診療」と呼びます。たとえば「Aの治療部分は保険でまかない、Bの治療部分は保険が利かない治療なので自費で支払う」というように保険負担と自費負担が混在していることをいいます。

しかし現在の日本では、混合診療が禁止されています。そのため、保険の利かない治療を受ける時には、検査や診察料など本来は保険が利く部分も含めてすべてが自由診療扱いとなり全額自己負担しなければならないのです。

「混合診療の禁止」は一見すると融通の利かない制度のように思えますが「平等な医療を受ける機会を保証した皆保険制度の趣旨に反する」というのが理由であり、実際に混合診療を行なったために保険医療機関の承認を取り消された病院もあります。

混合診療については、平成25年9月の段階で政府の規制改革会議（議長・岡素之住友商事相談役）において最優先課題として審議されています。

口臭専門治療にはいくらかかる？

口臭専門治療が自由診療であり、保険診療のように画一的ではないことはご理解していただけたと思います。これは、他の領域たとえばホワイトニングやインプラント、保険が利かない白いセラミックの歯を歯医者さんで入れてもらう場合に、同じものでもクリニックによって値段が違うのと同様です。

一般的に、治療費はどのように決められるかというと、検査の費用＋診断費用＋施術費用＋人件費＋経費＋医院利益ということになります。各医院の方針の違いや立地条件などいろいろな要因によって治療費が決まります。そして治療内容によっても異なるでしょう。これは大学病院でも同じことがいえます。したがって受診される前に費用なども確認されたほうがいいと思います。

ほんだ歯科での治療の場合は、初診時診療時間は約2時間～2時間半、再診時は約1時間～1時間半かかります。口臭治療は自由診療になり、一般歯科治療は含まれていません。口腔内診査は行ないますが、混合診療を避けるため、一般歯科治療が必要な場合は患者さんのかかりつけの担当歯科医にお願いしています。

治療費は、2015年9月現在、次のようになっています（別途、消費税）。

なお、治療費は診断技術の追加や進歩に伴い変更されることがあるのでご注意ください。

＊初診料　2万5000円（各種口臭測定・精密検査、診断・カウンセリング）

＊口臭ケア用品　1000円～1万3000円ほど（治療を行なうにあたって必要な特殊歯磨

き剤などの消臭製剤の購入に実費が必要になる場合があります）
＊再診料　1万3000円（再評価のための各種口臭測定・精密検査・診断料など）
※初診治療の後、3～4週間おきに再診治療に通っていただく必要があります。約3か月続く再診治療にも確実に来院できるようお願いしております。
＊再初診料　2万5000円
※最後の診療から1年以上期間が開いている場合は口腔内の状態が変化しているため、初診と同じ各種口臭測定・精密検査・診断を行なう必要があります。

ほんだ歯科で教育を受けたＥＢＡＣクリニックにおける料金設定は、各クリニックにおいて治療法が同じであっても異なります。自由診療における治療価格を統一することは「独占禁止法」に抵触するため各医院の判断で設定できるようになっています。

ＥＢＡＣ以外の一般クリニックも独自の治療方法となるために検査内容や治療内容、所要時間などによって費用はまちまちです。一般クリニックは数万円から10万円以上の設定をしているクリニックもあるので事前にホームページなどで確認されたほうがいいでしょう。

ちなみにアメリカの口臭クリニックの場合は初診料が500ドル（約5万円）で再診料が300ドル（約3万円）くらいです。

特別な人だけが口臭外来を受診するわけではない

口臭外来を訪れる患者さんはどんな人が多いのでしょうか？

じつは、口臭専門外来を受診される患者さんの約8割は、通常の会話距離では口臭を感じません。つまり患者さんの大半は生理的口臭症の人です。

生理的口臭は、本人が自覚するけれども相手には感じることができなかったり、リラックスすると口臭がなくなったりもします。つまり、いつもあるわけではなく、普通なら「そのくらいは誰でもあるでしょう」という気にしないレベルの、相手が至近距離でしか感じることのできない口臭で悩んでいるのです。

患者さんの口臭はほんとうにひどいのか

ここで、ほんだ歯科口臭外来を受診された直近300人のデータを紹介しましょう。

図3-2は世界的に使用されているハリメーターという硫化水素測定器で患者さんの口臭レベル（揮発性硫黄ガス濃度）を測定したものです。

一般的に通常会話で口臭を感じることのない日本人の平均的な数値は100〜200ppbという濃度です。この測定器は口臭指標ガス（硫化水素）濃度が100ppbを下回ると測定できなくなります。数値が出たとしても信頼性のない極めて低い場合です。

図 3-2 ハリメーター割合

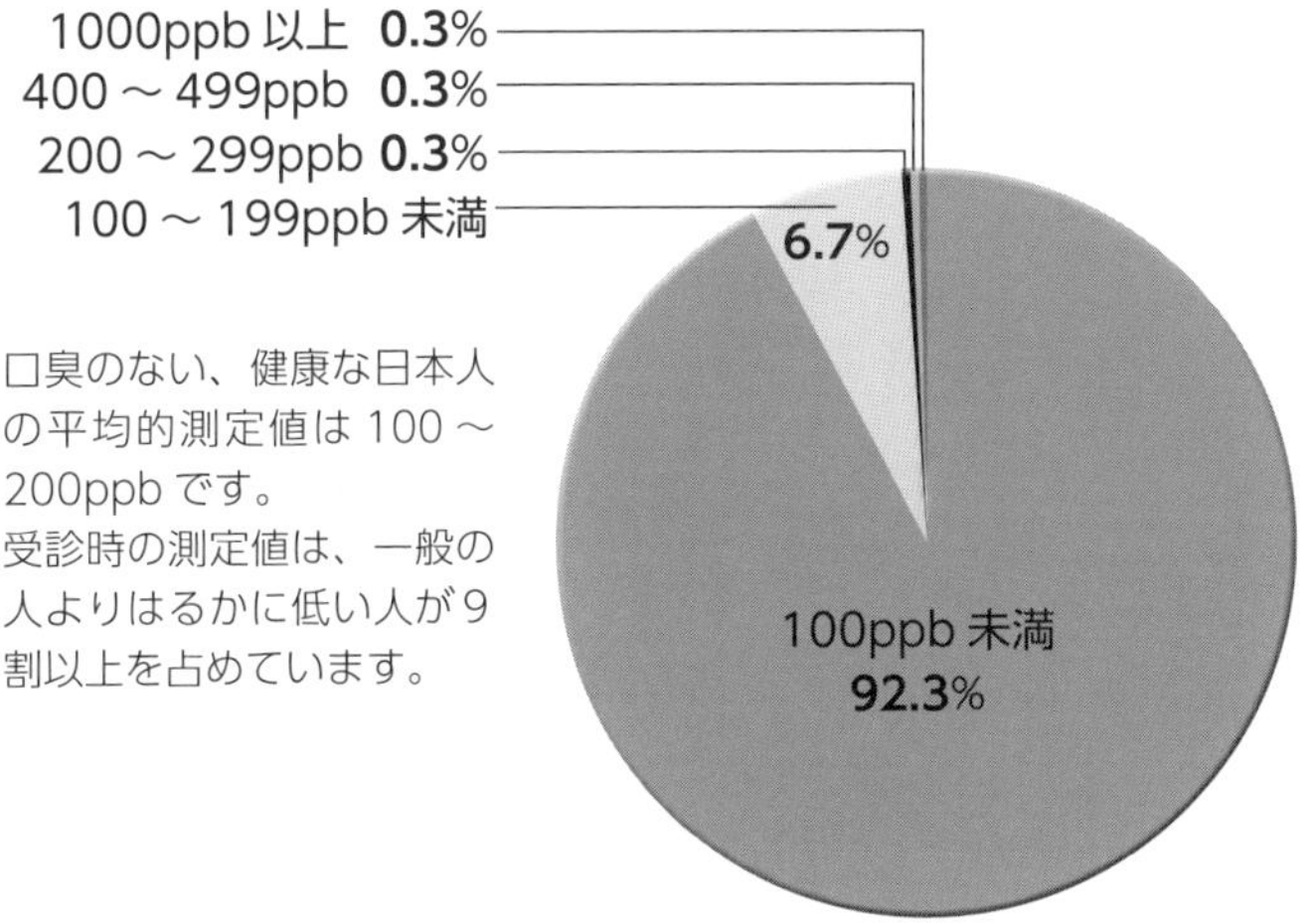

口臭のない、健康な日本人の平均的測定値は 100 ～ 200ppb です。
受診時の測定値は、一般の人よりはるかに低い人が９割以上を占めています。

そもそもこの測定器は非常に臭い口臭をもっている人の口臭ガスを検査する目的で作られたもので、１００ppb 以下のいわゆる口臭がないと思われる人の濃度を測定することを想定していない機器です。

逆に、この数値が２００ppb を超えてしまうと、通常の会話距離（相手との距離が40㎝くらい）で相手が口臭を感じるようになります。

３００人の患者さんの92・3％の人たちは、一般的な日本人よりも口臭が少ない人であり、6・7％が標準的な人であり、一般の人よりも口臭がきつい人は1％にも満たなかったのです。

なぜ口臭のない人が悩むのか

では、口臭外来を受診する人は、通常の会話では決して不快な口臭がないにもかかわらず、なぜ深刻に悩んでいるのでしょうか。

図 3-3　口臭を感じる時

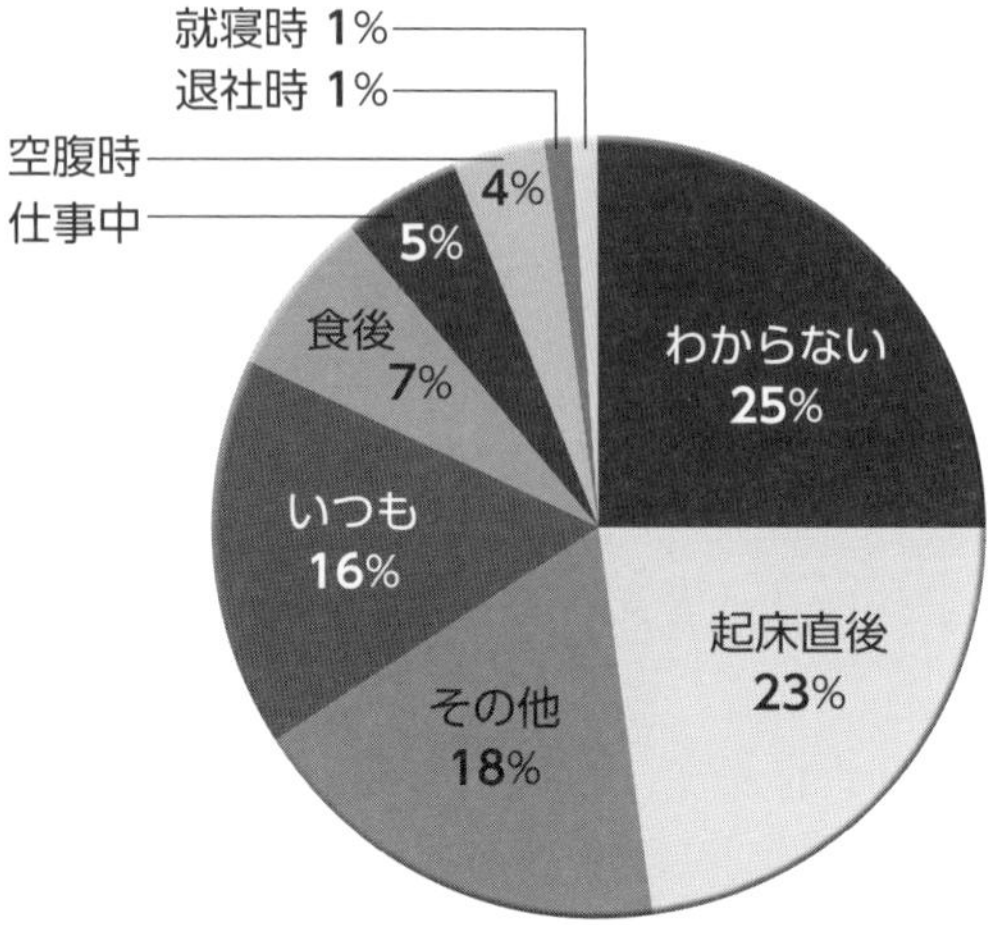

口臭症に陥る患者さんは、多くの場合、自分自身で自分の口臭を自覚して悩みます。周囲の人には感じられなくても、本人は口臭を自覚しているのです。

口臭には生理的口臭のように自覚しても相手に伝わっていない口臭があります。

図3－3は、どんな時に口臭を自覚するのかについての調査結果です。

通常、ひどい口臭の場合は、自分の口臭を自覚することができないことが多いのですが、自覚できない人は25％でした。

多くの人は自分の口臭を自覚しており、起床直後（起床時口臭）や食後（飲食後の口臭）、仕事中（緊張時口臭）、空腹時（空腹時口臭）、退社時（疲労時口臭）というように、誰にでも起こり得る生理的口臭を自覚して悩んでいるという実態が見えてきます。

さらに、不安を起こすのはにおいを自覚した場合だけではなく、不快な、気持ち悪い感覚を覚えた時にも、口臭があるのではないかと不安になっていきます。

口腔内の不快感が口臭不安を起こす

患者さんたちは、たとえ口臭を自覚していなくとも、口臭があるのではないかと不安になる感覚にとらわれた時に、口臭に対する不安が広がっていきます。次ページの図3―4は、患者さんが口臭不安を感じてしまう口腔内の感覚について調べた結果をグラフにしたものです。

多くの人は、口の中が「ネバネバ」と粘ついたり、「カラカラ」した乾燥感をもったり、「酸っぱい感じ」や「苦い」膿のような味を感じたりすると、そのたびに口臭が起こっているのではないかという不安にかき立てられています。

生理的口臭の多くは、どんな人でもしばしば自覚することができます。また、カラカラしたりネバネバしたり、変な味を感じることは誰にでもあることです。だからといって、このような状態の時に通常の会話で相手に口臭が伝わっているとは限りません。また、伝わっていたとしても一時的な現象であり、取るに足らない誰にでもあるものと理解され、それで済んでしまう程度でしょう。

しかし、このような不快な口腔内感覚がある場合や、患者さんたちが不安になっている時、あるいは口臭を自覚した時にも、相手に伝わる口臭が起こっている可能性が否定できないのも

図 3-4　不快感覚

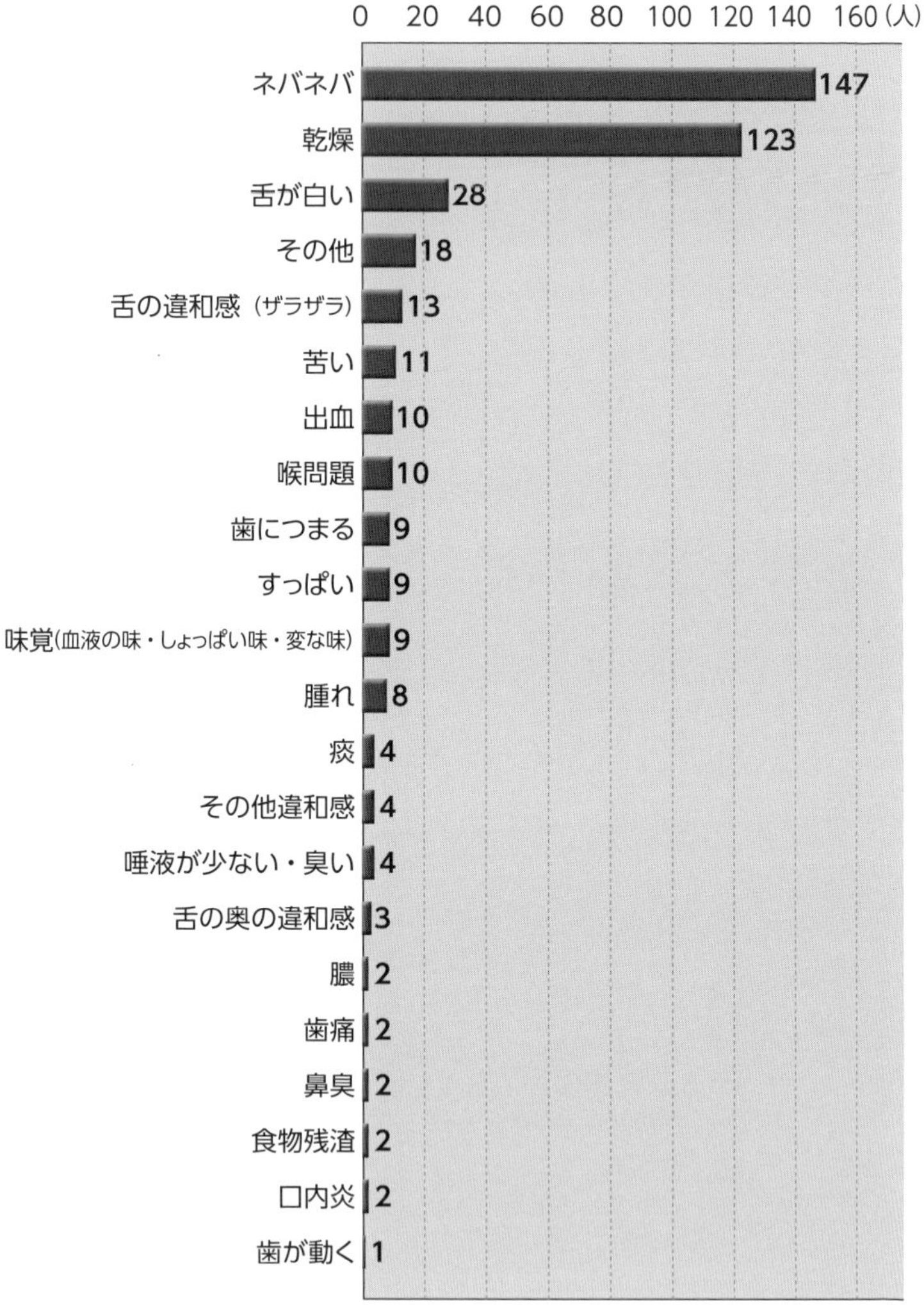
0 20 40 60 80 100 120 140 160（人）
ネバネバ 147
乾燥 123
舌が白い 28
その他 18
舌の違和感（ザラザラ） 13
苦い 11
出血 10
喉問題 10
歯につまる 9
すっぱい 9
味覚(血液の味・しょっぱい味・変な味) 9
腫れ 8
痰 4
その他違和感 4
唾液が少ない・臭い 4
舌の奥の違和感 3
膿 2
歯痛 2
鼻臭 2
食物残渣 2
口内炎 2
歯が動く 1

事実です。ただ、不安感を持ち続けると、普通の人にとっては取るに足らない感覚でも、気にする人は非常に敏感になってしまい、感じるたびに不安が起こり、不安になれば、なお一層そのような感覚も起こりやすく、再び不安を感じて……というような絶え間ない連鎖が起こってしまうのです。

性別、年代、職業と口臭症との関係

患者さんの男女の比率はおおむね、男性対女性で1対2と女性が多いのが特徴です。

女性は男性と違い、生理の始まりや更年期障害の出現が一般的であり、ホルモンバランスを崩して生理的口臭を引き起こしやすいことや、口臭に対する嫌悪感が基本的に男性よりも強いからではないかと思われます。

年代をみると、男女ともに20代から30代までの人たちでほぼ半数を占めていますが、40代、さらに50代以上の人も少なくありません（次ページの**図3－5・図3－6**）。なかには10代から悩む人もいるわけで、各年代のすべての人に口臭で悩む人がいることがわかります。

10代の中高生くらいから発生する生理的口臭では「平均の悩み歴」が非常に長くなり、人生の大半を悩むことになってしまいます。

職業別ではありとあらゆる職業の人が来院されます。

125ページの**表3－2**のとおり、教員や医療従事者などの専門職の人、人と接する機会が多い事務職や営業職の人が多いのが特徴です。

逆に、職場がアウトドア的な農業などの従事者が少ないのが特徴です。

口臭で悩んでいるのは、第1章で紹介したようなタレントさんに限った話ではないということです。

図 3-5 患者さんの年代（男性）

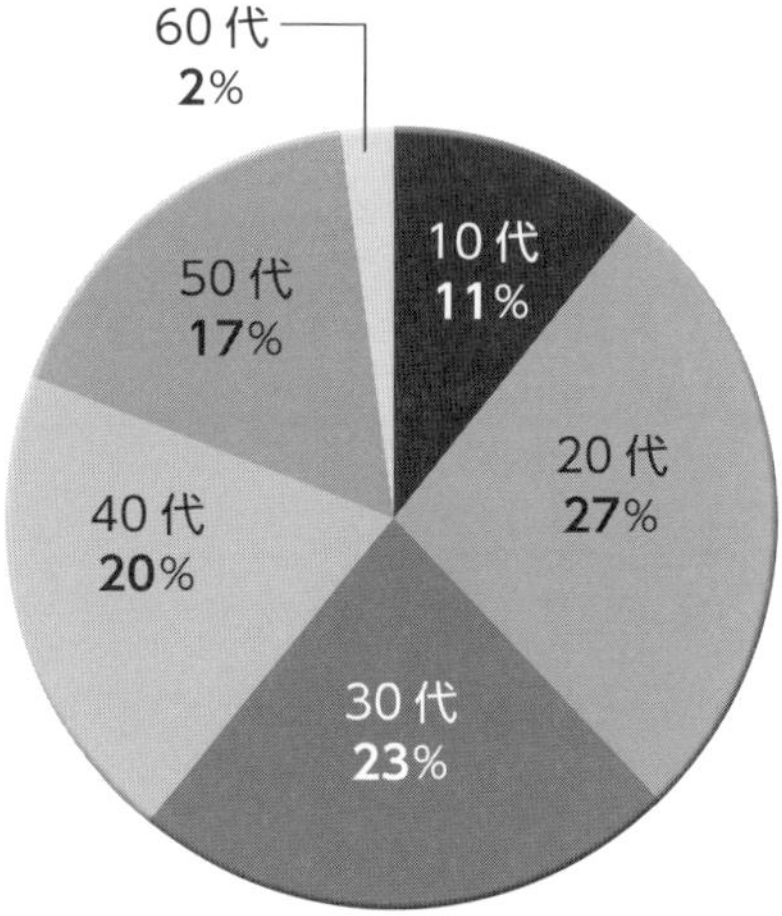

図 3-6 患者さんの年代（女性）

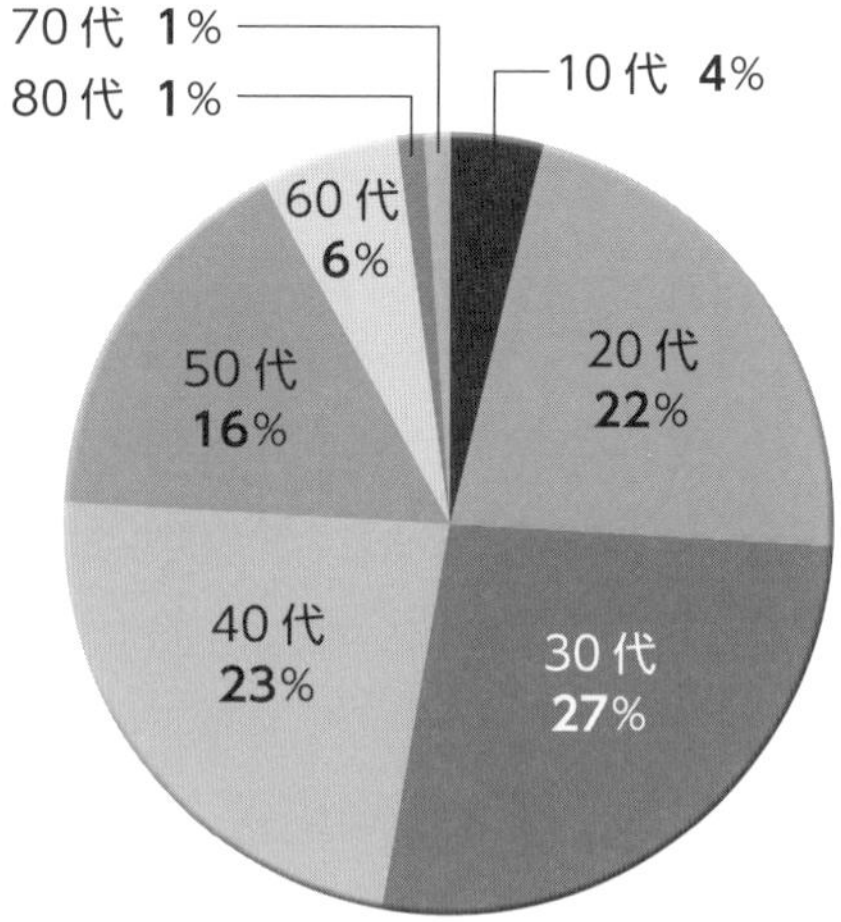

表 3-2 受診された方の職業別人数

分類	人数	職業	人数
管理的職業	3	会社役員	3
専門的・技術的職業	62	IT	9
		医療関係	11
		教員	22
		建設関係	4
		食品関係	4
		保育士	3
		その他	9
事務	30	受付	3
		銀行員	1
		事務	25
		秘書	1
販売	12	営業	8
		証券	1
		販売員 3	
サービス職業	28	CA	2
		飲食関係	3
		警備関係	3
		接客 7	
		美容関係	5
		福祉関係	7
		その他	1
保安職業	0	/	0
農林漁業	1	農業	1
生産工程	5	ピッキング	1
		工場	4
輸送・機械運転	1	配送	1
建設・採掘	0	/	0
運搬・清掃・包装等	2	清掃員	2
分類不能	107	自営業	10
		公務員	9
		会社員	39
		派遣	3
		フリーター	17
		主婦	28
		その他	1
学生	29	学生	29
その他	20	休職	3
		無職	13
		記載なし	4
計	300		300

column

知られざるハリウッド・スターの秘密

「風と共に去りぬ」というアメリカ映画をご存知でしょうか。

南北戦争が始まろうとする直前のジョージア州タラの貴族であり、大地主ジェラルド・オハラの長女スカーレットの、数奇な運命に翻弄されながらも奔放な恋愛を貫いた、当時のアメリカ社会の抒情詩として知られる不朽の名作で、スカーレット・オハラを演じた主演女優がヴィヴィアン・リーでした。

そのヴィヴィアン・リーの伝記には、相手役で当時の二枚目スターであるクラーク・ゲイブルについて、次のような記述があります。

「ヴィヴィアンが最も不快に思ったのはゲイブルの息が義歯のためにくさいことであった。彼女は慎み深く、彼には何もいわなかったが、それだけ彼に悪い感情を持ったようであった」（『ヴィヴィアン・リー』アン・エドワーズ著・清水俊二訳／文春文庫より）。

外国映画では、めったに口臭を予防するシーンは出てこないのですが、興味深いことに「風と共に去りぬ」では、主人公のスカーレット・オハラ（ヴィヴィアン・リー）が、初めて運命の人、レット・バトラー（クラーク・ゲイブル）に出会う直前、ふと口に手を当て、自分の口臭を気にするような場面が描かれています。そこで、彼女は香水瓶をとり、ラッパ飲みするようにして口を漱ぎ、吐き出したのちに、同時に香水を自分にふりかけマスキングするような場面があります。つまり、当時は非常に強い香水で口を漱ぎ口臭をカモフラージュしていたことがわかります。

この口臭への対応シーンは、比較的長く描かれています。舞台となった1860年代のアメリカの当時の口臭対策がしのばれると同時に、リアルに相手役のクラーク・ゲイブルの口臭に嫌悪感を抱いていたのは皮肉です。

世紀の大スターも後年、口臭がきつかったことや、入れ歯であったことが暴露されるほど、口臭は嫌悪されるものの象徴だったといえるかもしれません。

芸能人は白い歯も大事でしょうが、演じるうえで口臭は非常に厄介なものであると同時に、マナーとして引き起こしてはならないものであるといえるのではないでしょうか。

第４章

「最先端医療」が口臭に悩む人生を変える

——日々進歩する口臭症治療と検査機器

口臭が気になって他人と話すことが苦痛に思えたり、
他人とのコミュニケーションに不安を抱えていたり、
人込みを避けるようになったり……。
場合によっては、乗り物に乗ることができなくなるなど、
社会生活を営むうえで支障が生じ、
そのあげく、引きこもることになってしまう人も……。
そうした鬱々とした日々をおくる口臭症の患者の数も、
少なくない。だが、口臭専門外来で診察を受け、
治療すれば、人生が変わることもある。
医学の進歩は人々を幸福にすることに大きく貢献している。

実際の口臭治療はどのように進められるのか

ひとくちに「口臭症」といっても、大きく二つに分けて生理的口臭症と病的口臭症があることは、ここまでの話でおわかりいただけたでしょう。

また病的口臭症にも、器質的（身体的）口臭症と心理的口臭症があり、さらに心理的口臭症は神経症的障害と精神病的障害とに分かれます（23ページの**表1―1**）。

すでに、口臭の治療法は画一的ではなくクリニックごとに治療方法が異なることも、また取り扱う口臭の範囲や治療の内容が一定でないためクリニックごとに検査内容や治療内容が異なることもご紹介しました。

ここでは口臭症の治療に対して、ほんだ式口臭治療の場合は、どのように進められているかについてご紹介しましょう。ほんだ歯科およびＥＢＡＣクリニックで行なわれている検査や治療です。

まず、事前審査として、生活習慣・食生活習慣・口臭発生状況の調査をします。受診していただく1～2週間前から、ご自身で記録を取ってもらいます（次ページの**資料4―1**）。

これにより、口臭発生の背景となっている生活習慣や飲食物の内容などを調査します。同時に、患者さんが不安に思っている口臭の発生状況や、どのような時に、どのような状況で不安

資料 4-1 生活調査票

氏名

月／　日（　曜日）

タイムテーブル（例）	食事内容 （詳細に：例）	口臭の状態 （例）
6:30 起床 8:00 出勤 10:00	**朝食** ごはん（1 膳） みそ汁（揚げ、小松菜、ねぎ） 卵焼き 緑茶 コーヒー 1 杯	起床時口臭、生臭い 10 時頃からネギ臭がした
12:00 昼食 13:00 仕事 15:00 休憩 17:30 退社	**昼食** 牛丼（牛肉、玉ねぎ、紅生姜） サラダ（キャベツ、大根、トマト、和風ドレッシング） 番茶 **おやつ** ポテトチップス 紅茶（1 杯）	昼食後はましだった 夕方頃から腐ったような臭い 人のしぐさが気になった
19:00 夕食 23:30 就寝	**夕食** ごはん（2 膳） 焼き魚（さわら） ほうれん草浸し ジャガイモのにっころがし 漬物（高菜） ビール（一缶）	家に帰ると気にならないが夕食後少し生臭い

月／　日（　曜日）

タイムテーブル	食事内容 （詳細に）	口臭の状態
	朝食	
	昼食	
	夕食	

に思っているかも調べていきます。自覚したり、他人に指摘されたりしている口臭の種類について考察するために行なわれるものです。

また、口臭で悩んだ結果、どの程度、生活の質（ＱＯＬ）が低下しているのか、精神状態についても調査を行ないます。

続いては「問診」です。問診では医療面接を行ない、口臭の発生状況、どのような時に不安を感じるか、過去の病歴などについてうかがいます。

また、口臭で悩んだ結果、普段の日常生活でのＱＯＬの低下レベル（コミュニケーション阻害の有無、日常生活上の不便、引きこもりなど）についても詳しく調査を行ないます。口臭不安を解消し、ＱＯＬの回復を目指します。

さらに、いくつかの検査を行ないます。

口腔内診査をはじめ、唾液検査、ガス検査の他に、尿検査、自律神経の分析・ストレス度分析・心機能・血管の状態検査、心拍間変位度分析および末梢血液循環検査などを行ないます。

心拍間変異度分析からわかる口臭の原因

患者さんの心拍間変異度分析による自律神経系の分析・ストレス分析を行ないます。

この検査は、口臭に対する不安などから口腔生理機能を司《つかさど》る自律神経系の働きに影響があるのかなど、その人のストレスに関する精密な検査です。口臭不安を来《きた》すと自律神経系を介して普段なら無意識に行なえるはずの、唾液を飲み込む、舌を動かすなどの機能が緩慢になったり低下したりすることがあるためです。

口臭症は、最終的には口臭不安が問題になったり、メンタル面のストレスが問題になったりするので、その人がストレスに対してどの程度の抵抗性があるのか、また、現在どの程度、精神的・身体的なストレスを受けているかなどを高度に分析して治療前後での評価を行ないます。

自律神経系には、緊急時に対応する交感神経系と、リラックスした安静状態に作動する副交感神経があります。健康な人の場合は両者のバランスがとれていますから無意識のうちに健康を維持できます。

しかし、極度な口臭に対する不安など心理的ストレスが継続した場合、この自律神経系のバランスが病的にアンバランスになります。そのため病気でもないのに口腔内の自律神経的な機能が不安定になり、不安のために生理的口臭が起こりやすくなってしまうことがあります。

その結果、口臭が起こりやすくなるだけでなく、口臭に影響を与える逆流性食道炎や生理不順、食欲不振（食生活の極端な乱れ）、代謝機能の全身の機能の低下などが生じて、普通であれば時々しか起こらない生理的口臭が慢性化してしまうケースもあるのです。

さらに、口腔内では自律神経系に変調を来すと口臭の発生に関係している唾液の分泌機能や唾液の循環（唾液を分泌して飲み込むサイクル）、唾液の質に影響を与える結果、生理的口臭が非常に起こりやすくなってきます。普段は自律神経系の活動によって安定している口腔生理

写真 4-1 心拍間変位度分析・末梢血液循環検査機器

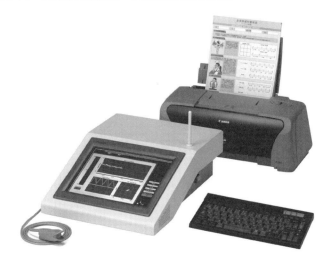

資料 4-2 心拍間変位度分析・末梢血液循環検査機器を使用した検査で診断できる内容

心血管系疾患の予測指標 HRV	＋ 末梢血管循環（動脈硬化）予見指標 APG
HRV(Heart Rate Variability)：心拍変異 心拍の周期的な変化を心拍間変異度 (HRV) という。身体の内外の環境要因、ストレスに対する自律神経系の恒常性調節メカニズムを推定できる評価方法である。 ●心血管系ジルハン予測 ●自律神経系のバランス程度を確認 ●ストレスによる身体の変化の反応評価	**APG(Accelerated Plethysmograph)：加速度脈波** 指先から得られた脈波信号を二回微分、分析して、血管の弾性度、硬化度など、血液循環状態を自動分析して、動脈硬化、末梢循環障害など、各種心血管系疾患を初期診断する。 ●末梢血液循環障害 ●心筋梗塞などの心血管系異常 ●脳梗塞など脳血管系異常 ●動脈硬化の初期予測および進行過程の把握

機能が不安定になった結果です。また、交感神経系のほうに病的に偏っていると、緊張時（ストレス性）口臭を非常に起こしやすくなります。

また副交感神経系のほうに病的に偏っているケースでも機能が緩慢になり、口腔内の変化に伴う対応がうまくいかなくなる結果、不安となる不快感覚に悩まされます。

生活習慣の改善にも役立つ末梢血液循環検査

この検査によって指先の血液循環（末梢血液循環）を精密に分析できることから、心臓の機能の状態を心電図の代わりに解析ができると同時に、血管の状態（老化度・血管の弾力性・心肺機能の状態）がモニターできます。

この検査の結果、本人が自覚していない心疾患・肺の機能の低下・血管の状態を知ることができ、病的口臭につながる循環器系の疾患のスクリーニングが可能になりました。

病的な疑いがある場合は循環器系での精密検査を依頼します。また事前に調べている飲食生活習慣や生活習慣と照合し、口臭に関連した飲食生活習慣や生活習慣の改善のための指導に役立てます。

歯科的精密検査と耳鼻科的検査でわかること

歯科的な精密検査では歯周病の精密検査や虫歯のチェック、歯石の付着状況やその他の歯科的な問題について精査します。歯科的な問題があれば、かかりつけの歯科医に連絡して治療してもらう必要があるためです。

舌は視診によって、漢方的な診断・内科的な診断・耳鼻科的な診断などの見地から多角的に診査を行ない、同時に口腔および舌粘膜診断で舌のコンディションなどを診断していきます。

舌の状態は口臭の発生や身体の状況が反映されているため、とても重要な診断です（**写真4－2**）。同様にして、鼻腔および咽頭について視診を行ない、耳鼻咽喉科的な問題の可能性に

写真 4-2 舌診断のようす

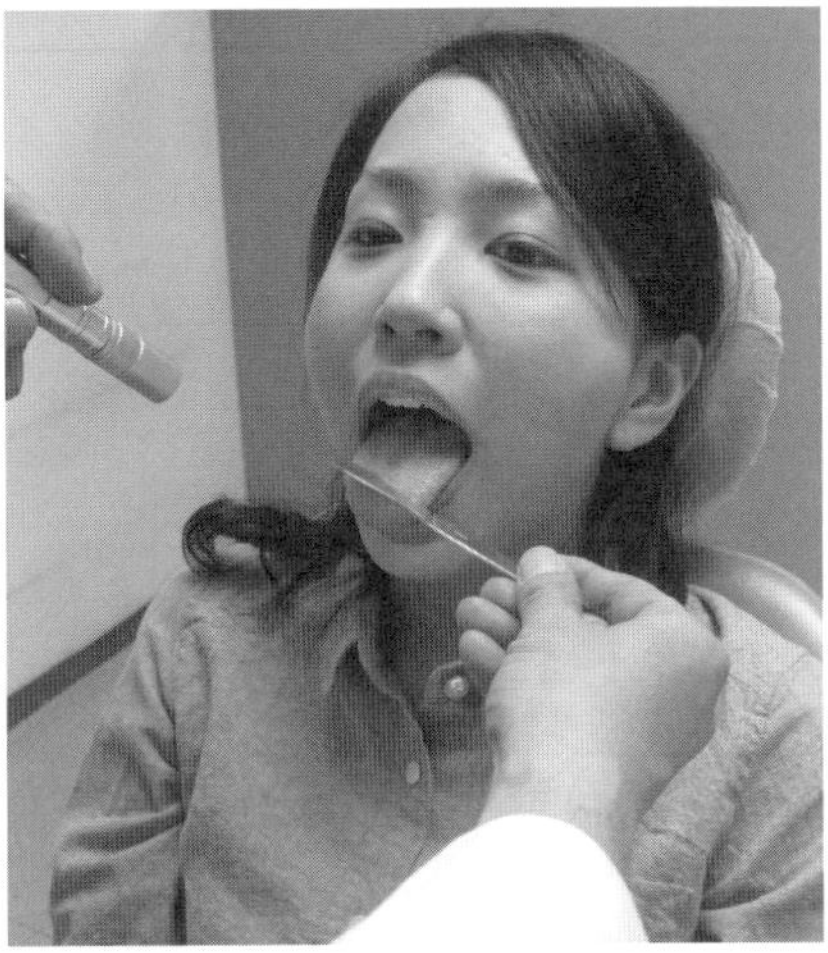

写真 4-3 喉の視診のようす

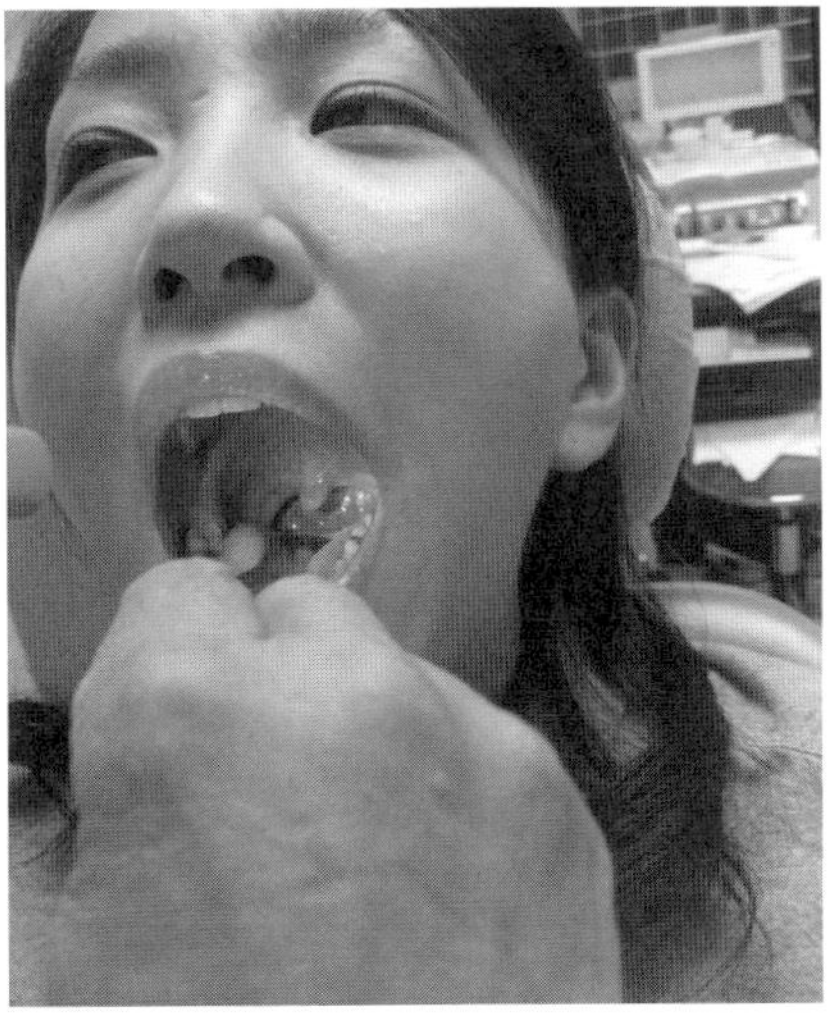

写真 4-4 鼻の視診のようす

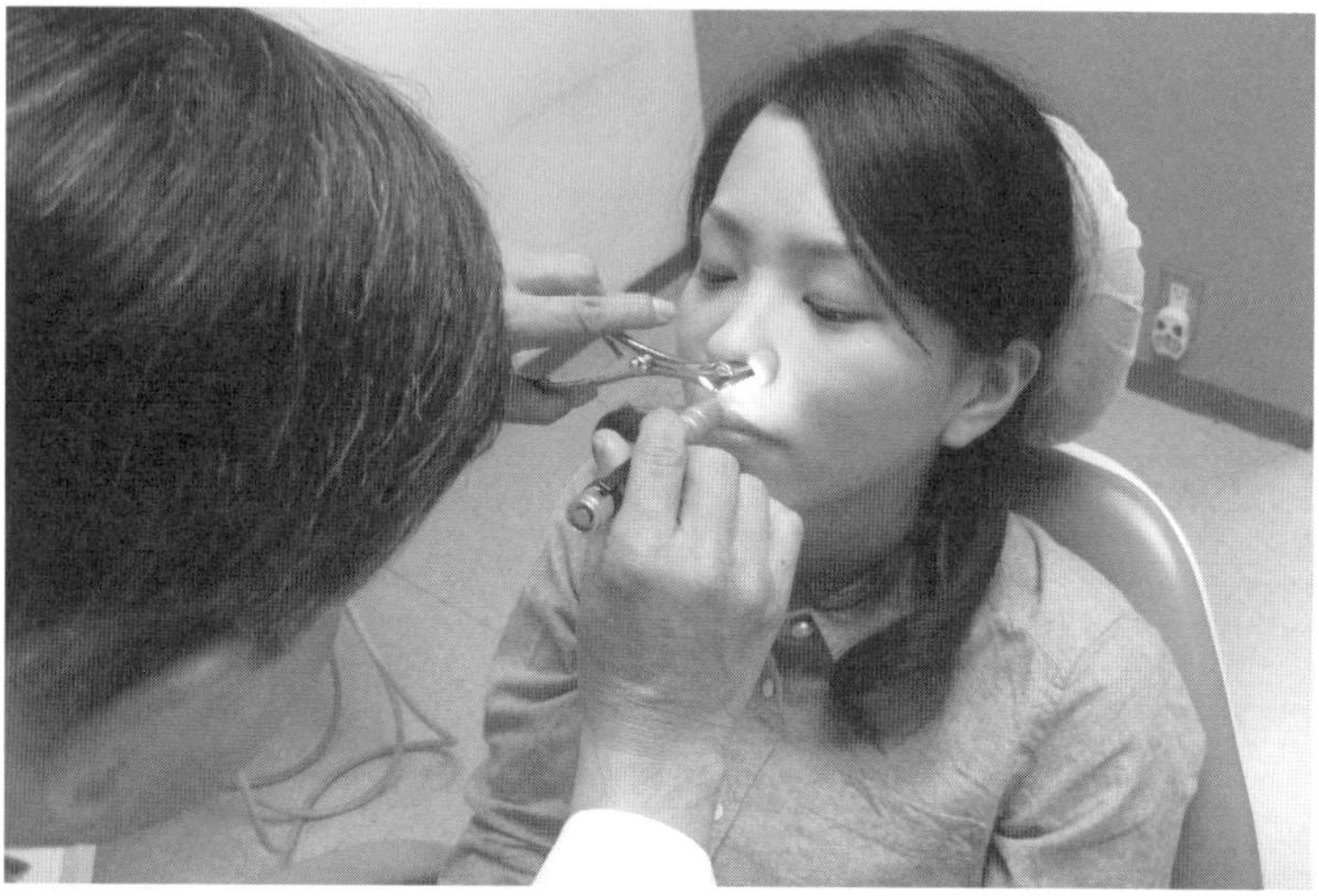

ついて診断を行ない（前ページの**写真4－3**、**写真4－4**）、必要に応じて耳鼻咽喉科を紹介し、精密検査や治療を依頼します。

なぜ内科的検査まで行なうのか

尿検査と尿の臭気もチェックします。尿検査を行なうのは、問診と合わせて全身疾患の可能性について検証するためです（**写真4－5**）。

尿検査の結果・問診・舌の診断などと合わせて、糖尿病やその他の代謝性疾患などを鑑別していきます。また、採取した尿の臭気も官能的に調べます。尿の臭気は呼気の臭気とほぼ一致するためです。

必要に応じて、関連する内科に精密検査を依頼し、内科的疾患については確定診断と治療を依頼します。

呼気に含まれる水素ガスは腸内に由来する

腸内ガス検査（呼気中水素ガス・メタンガス測定）およびＣＯガス濃度測定も行ないます。

口腔から吐き出される呼気には、血液中の代謝産物が呼吸によって肺に排出される以外に腸の血管から吸収された腸内ガスが含まれます（**写真４－６**）。

呼気に含まれるガスのうち水素ガスは腸内から由来するガスで、腸の状態をモニターする指

写真 4-5 尿検査機器

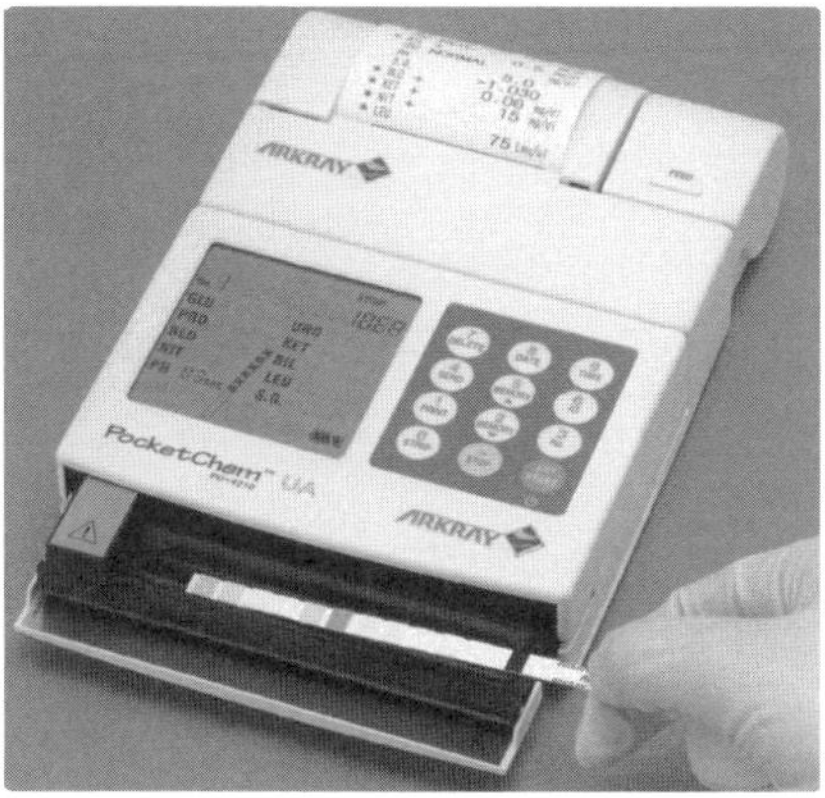

写真 4-6 呼気ガスのサンプリング方法

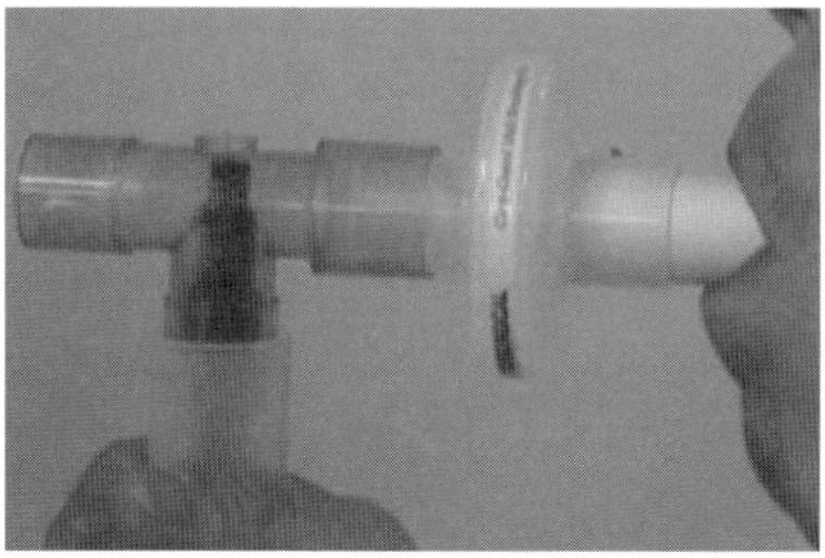

標ガスとして消化器内科などでは検査が行なわれるようになってきました。

患者さんの中には、腸の調子が悪くて口臭が起こっているのではないかと思う人も多く、便秘や下痢、または腸の感覚の不快症状と口臭についての不安感覚をもつ人が少なくありません。この検査を行なうことで正しく理解が進み、漠然としていた不安は消えます。

腸内で吸収されたガス（大半は吸収されずにおならとして排出されます）は、常時、一部呼気に排出されるため、口臭と関連性があるように思われますが、実際は腸内ガスのうち呼気として吐き出されるガスは水素ガスやメタンガスで、いずれも呼気に排出された腸内ガスはにおわないガスです。

腸管由来ガスの水素ガス濃度を測定することで「便秘」や「下痢」「膨満感」などの状況を知ることができると同時に、それらの症状が病的なものかどうかも診断できます。

呼気中の水素ガス濃度の測定は、腸管の疾患の予備的な診断や腸の活動状況（満腹なのか空腹なのか）などの診断のために行ないます。

その結果、病的口臭につながる消化器系の異常の有無を知ることができますから、異常値が出た場合は、念のために消化器内科などに精密検査依頼を行ないます。同時に検出されるメタンガス濃度について、消化器系の病気との因果関係については研究されていますが、はっきりとした結論は出ていません。

メタンガスは肉食中心の欧米人には排出する人が多く、肉食を控えている人には少ないこと

表4-1 呼気中の一酸化炭素濃度と喫煙レベルの関係

呼気中の一酸化炭素（CO）濃度（ppm）	喫煙レベル（喫煙本数換算）
0～7	ノンスモーカー（0本）
8～14	ライトスモーカー（14本以下）
15～24	ミドルスモーカー（15～24本）
25～34	ヘビースモーカー（25～34本）
35以上	超ヘビースモーカー（35本以上）

がわかっています。したがって、呼気中の腸内由来のメタンガスを測定することで、ある程度、その人の食性を判断することができます。異常に高濃度だった場合は肉食に偏重している可能性があり、事前に調べた、その人の食事内容などの調査結果と合わせて飲食由来の口臭の改善のための指導に役立てます。

また呼気に排出されるCOガス検査は禁煙外来でよく実施されます。

タバコの煙中の一酸化炭素（CO）は、体内に取り込まれ、酸素運搬を妨害します。また動脈硬化を促進し、心筋梗塞や脳梗塞などを引き起こします。

喫煙は慢性的な口腔内乾燥・咽頭乾燥を誘発し、喫煙直後に乾燥した舌表面に付着するタールなどによって口臭を引き起こす要因になります。

表4－1は喫煙と呼気に含まれるCO濃度の関係を示したものです。呼気中のCO濃度を調べることで、その人の喫煙状況がわかります。呼気中のCO濃度が高ければ高い

ほど口臭リスクは大きくなるわけで、喫煙と口臭の関係を明確に診断することができるのです。

意外なことに、非喫煙者なのにCO濃度が高い場合があります。その場合は、配偶者や家族など常に接触する人に喫煙者がいるケースで、その場合もリスクが増大します。

喫煙は、吸っている本人の健康にとってよくないのはもちろんですが、周りの人の健康にも悪影響を及ぼします。時に、その結果として周囲の人の口臭にも影響を及ぼすのです。

さまざまな角度から臭気を検査

臭気の検査は、器械的ガス分析法、人の鼻でチェックする官能的検査などの他、様々な方法で進めていきます。

●器械的ガス分析法

口臭ガス測定器を使って口腔内ガス測定・鼻腔内ガス測定（外鼻腔ガス濃度・後鼻腔ガス濃度）・呼気ガス分析・腸内ガス分析などを行ないます。

まず、ガスの分析について、ご説明しましょう。

「生臭い臭気」ガスの代表である「硫化水素・メチルメルカプタン・ジメチルサルファイド」について、その発生源となる部位ごとに「口腔内ガス・鼻腔内ガス・呼気ガス」と分け、それぞれについて精密に測定します（**写真4－7**）。

写真 4-7　口腔内の揮発性硫黄ガス測定風景

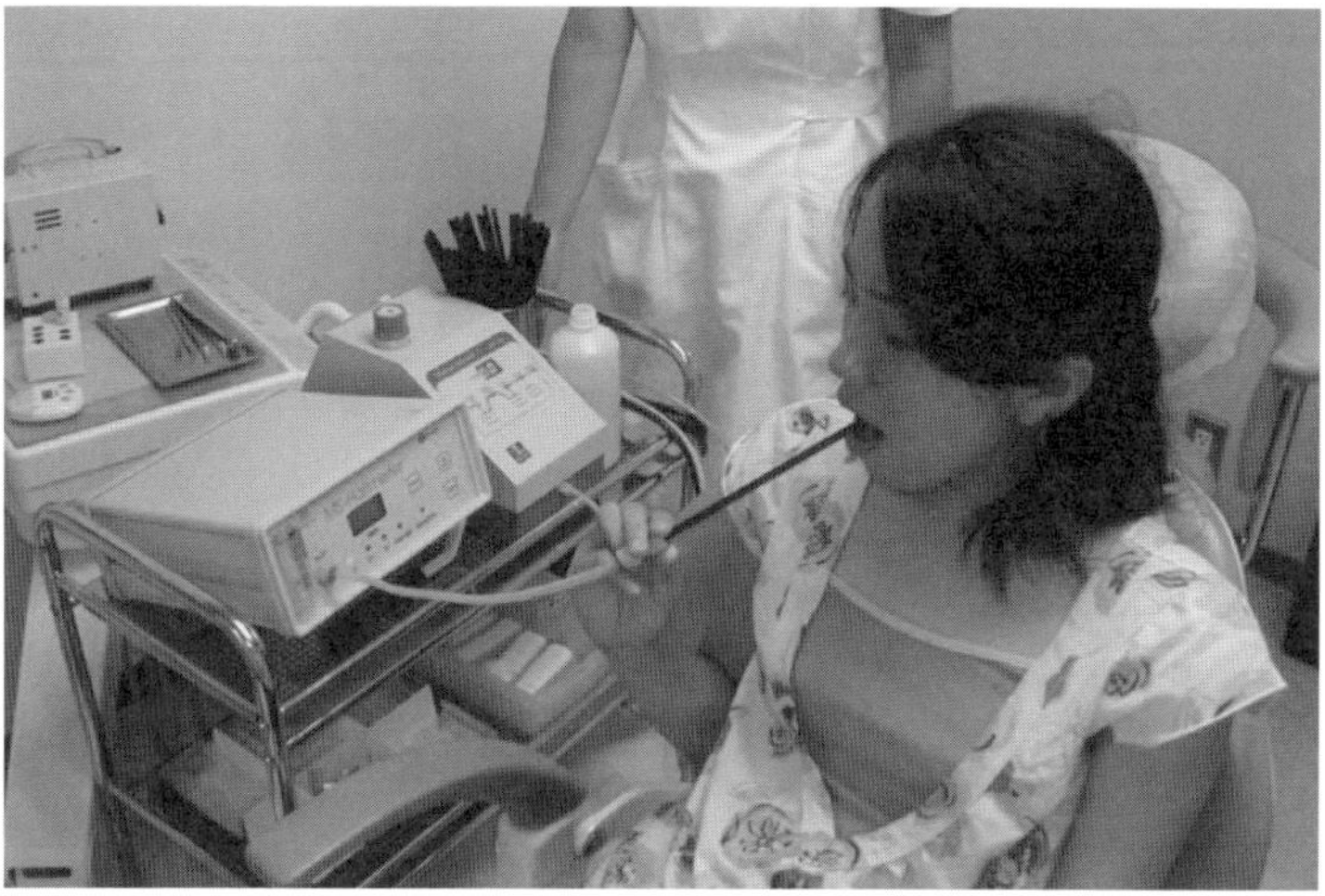

ガスの種類は非常に多いために、数種類のガス分析器を使用し、多角的に分析を行ないます。

生理的口臭症の患者さんの多くは、ごくわずかな生理的口臭や本人しか自覚できないような非常に低濃度のガスしか排出しません。そのため会話でもわかるような高濃度のガスを正確に測定する一般的な測定器では、そのにおいを検出することができませんでした。

以前は精密検査にガスクロマトグラフィーという大がかりな分析装置が必要でした。しかし最近ではポータブルなガスクロマトグラフィーを利用したガス測定機器が開発されています（次ページの**写真4－8**）。

そのおかげで微量なガスも測定することできるようになり、治療後には人間には臭気として感じない「嗅覚閾値《きゅうかくいきち》レベル以下」にガ

写真 4-8 ポータブルガスクロマトグラフィーによる口腔内のガス測定風景

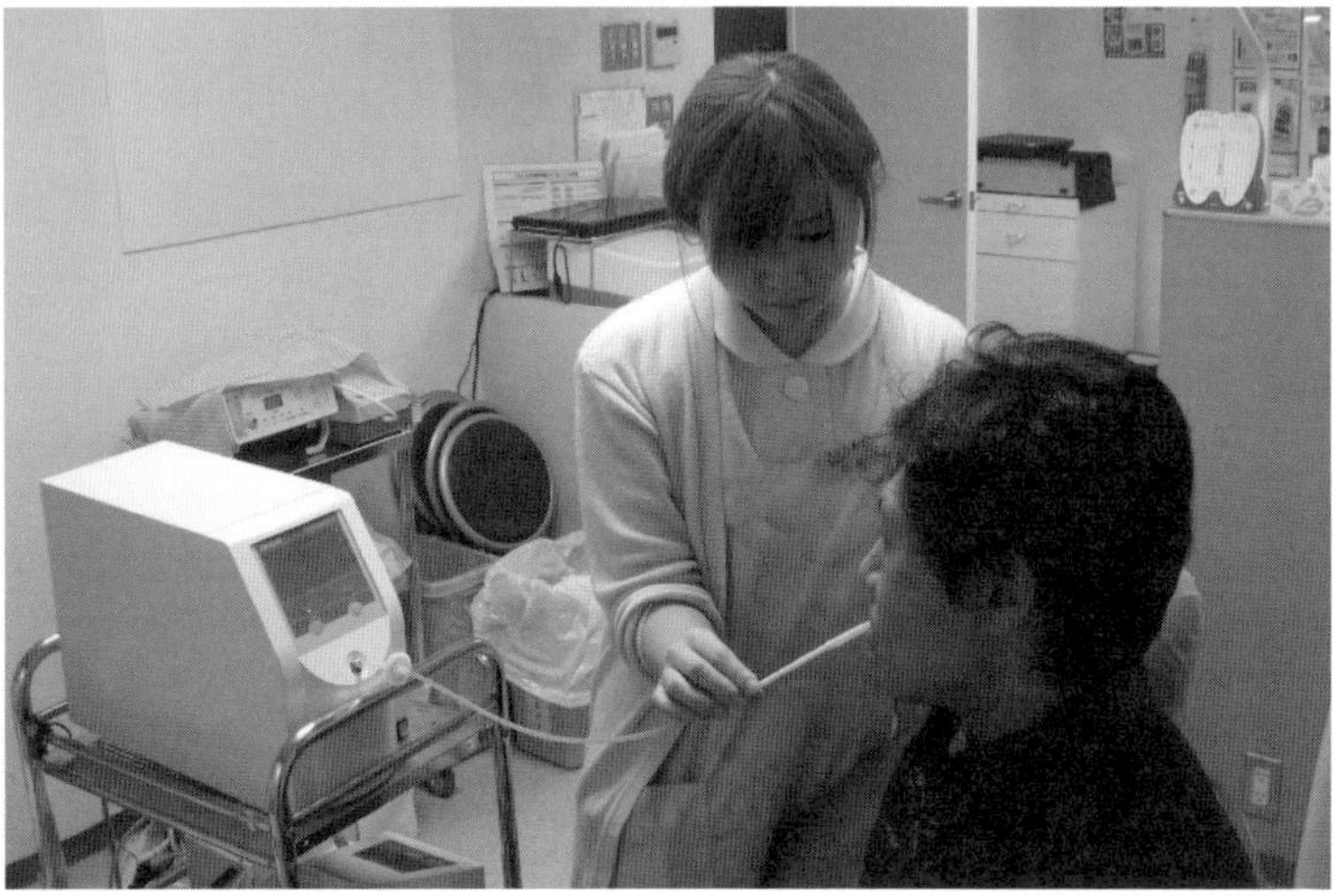

スがコントロールされていることも証明できます。

治療では一般的日本人の生理的なガス発生レベル以下にキープできるようにしていきます。測定したデータはコンピュータ処理されて無臭化ができているかどうかを検証できるのです（**写真4－9**）。

この検査方式では、他のガス測定器では測定不可能なほど微量であっても、3種類の代表的な揮発性硫黄化合物である、硫化水素、メチルメルカプタン、ジメチルサルファイドをそれぞれ個別に正確に検出することが可能です。治療経過を追って、各ガス濃度の推移を知ることもできます。定期的にチェックすることで一般的な日本人以上に無臭がコントロールできているかも確認できます（**写真4－10**）。

写真 4-9 3種類の揮発性硫黄化合物を低濃度まで測定

測定画面

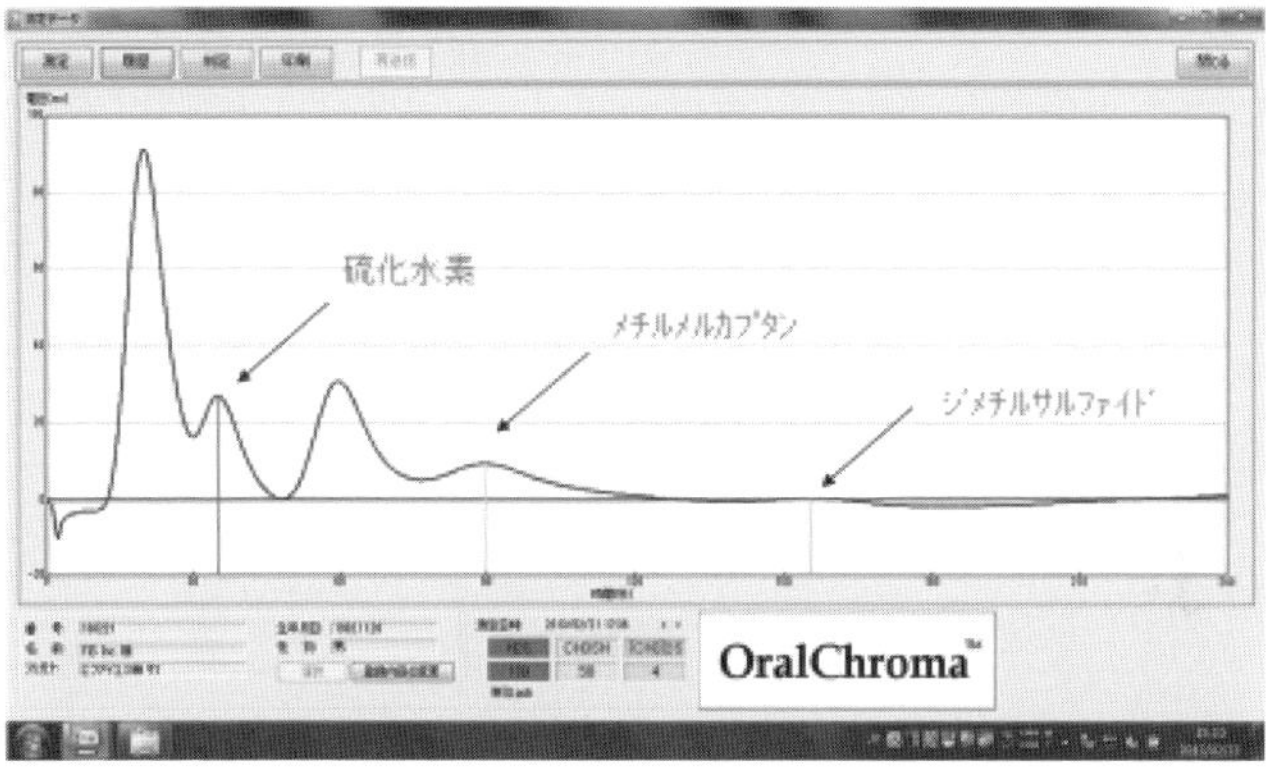

写真 4-10 治療前後の測定結果は履歴として保存

患者様の履歴

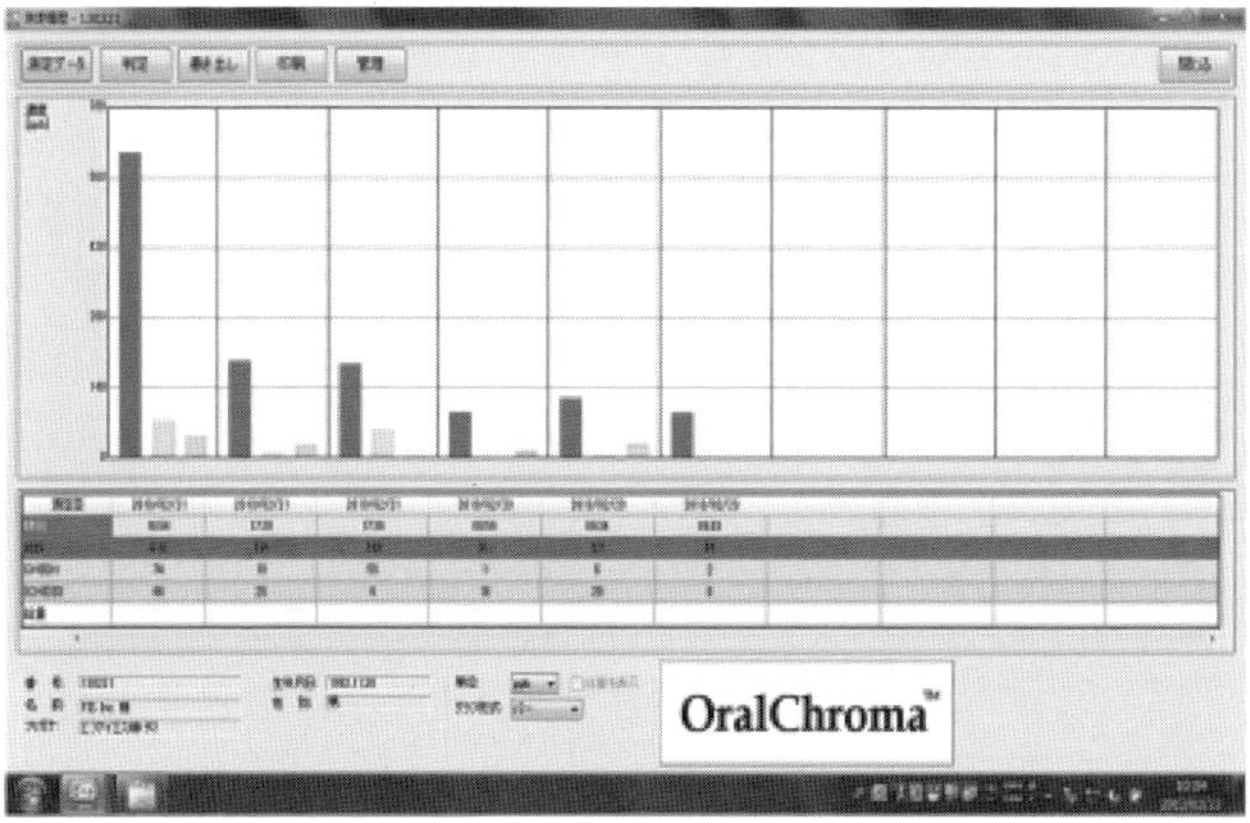

同様にして、口の中のガスのみならず、鼻腔内ガス、呼気ガスについても人間の鼻で感じることができない微細なレベルの臭気も精密に測定が行なわれます。

●人の鼻でチェックする官能的検査

口の中のにおいのチェック、鼻のにおいのチェック、会話の時の吐息のにおいのチェック、患者さんの唾液のにおいのチェック、患者さん自身がにおいをチェックするインキュベーター試験、唾液の臭気チェックなど、実際に鼻で嗅いでみて調べるのが官能的検査です。

じつは、この検査方法についても統一されておらず、いろいろな方法が行なわれています。ほんだ式口臭治療方法では次のように行なっています。

まず口臭の最大の発生源は口腔内にありますから、一定時間、口を閉じてもらい、口腔内にガスをためて飽和濃度に達してから息を止めてもらいます。そして静かに開けてもらった状態で直接、術者が自分の鼻を患者の口の中に挿入し、口の中にたまった最大濃度の臭気を直接嗅いで確かめます。においの強さはレベルに応じて6段階で評価していきます（**表4－2**）。

口臭ガス測定は、いくつかの指標となるガスを濃度で表したもので、科学的なエビデンスにはなります。しかし、それぞれのガス濃度がわかっても、実際の口臭となると、いろいろなガスが混合しているうえに、水蒸気とも混じり合って出てくるために、嗅覚と一致しないこともあります（**写真4－11・12**）。

表 4-2 においの強さのレベル

0	部屋のにおいの強さと同じ場合
1	においを感じるが、 「よいにおい」か「不快なにおい」かの判別が不可能
2	においの種類の特定はできないが、 「よいにおい」か「不快なにおい」かは判別ができる
3	はっきりとにおいを表現できるが、我慢ができる。 例）腐った卵のにおいなど
4	我慢できない不快なにおい
5	身体的に影響ができるような刺激臭。毒ガスレベル

実際には5はないので0～4の範囲で評価されます。

写真 4-11（上）・12（下） ほんだ歯科における官能的口臭検査法

口腔内臭気

息を止めたまま開口させ、鼻をできるだけ近づけて口腔内の臭気を嗅ぐ

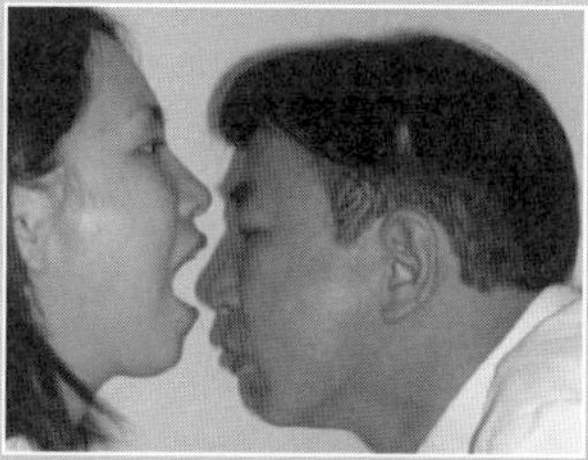

呼気臭気

深呼吸させて勢いよく排気させ、鼻を垂直に近づけていきながら臭気を嗅ぐ

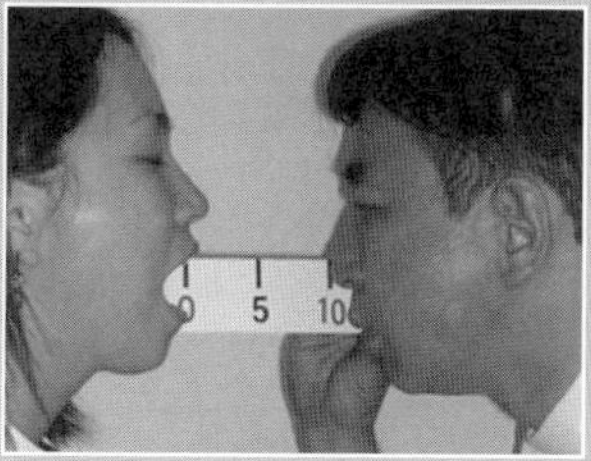

口臭症患者が最も知りたいこととは何か

そもそも、患者さんが最も知りたいこととは何でしょうか？

それは「人がどのように感じているか」です。したがって患者さんの不安の軽減のためには自分たちの鼻で直接嗅ぐことで判定することが非常に大切です。

ほんだ式口臭外来では、会話状態で患者さんの口臭がどこまで届くかをチェックします。この場合、吐き出される臭気の中には口腔内の臭気と喉周辺にたまったガスが呼吸によって吐き出される呼気に乗って同時に吐き出されます。

この検査によって、会話の時に、どの距離まで臭気が到達し、到達した時点での臭気の強さとにおいの種類を分析して患者さんに伝えます。

患者さんの不安は、自分が自覚している口臭が会話によってどの距離まで届いているかがわからずにいることです。そのため相手の仕草に頼るようになります。ですから、この距離を測る検査は、患者さんが人との安全距離を知るうえで非常に重要な検査になります。

この検査によって、自覚はしていても実際にどのくらいの距離に、どんな感じで届いているのかを初めて認識できるようになります。その結果を見れば過剰な不安を起こさなくなるのです。ほんだ式口臭外来では正確な到達距離を物差しで何回か計測して割り出していきます。

もちろん人によっては、たとえキスするような位置（極端な話、唇のすぐ前で）でも相手に伝わっていたら不安をもつ人もいますので、治療では、普通の人なら気にしない、口にためた臭気も、唇のすぐ前の臭気のレベルもゼロにしていきます。

この官能検査方法は、ほんだ式口臭治療のオリジナルな特徴の一つです。最近では海外のほんだ式口臭外来を実践しているクリニックにおいても採用されるようになってきました。

患者自身が自分の口臭を体験できる試験

患者さんは自分が口臭を感じる時に、周囲の人はどのように認識しているかを非常に知りたがります。

では、もしも相手と同じように自分の口臭を実感できるとしたらどうでしょうか？

それを体感してもらう装置も用意されています。

次ページの**写真4－13**の左側のインキュベーターという器械で温めて口と同じ条件をつくり、右側のＢＢチェッカー（測定器）で測ります。

測定器でガス濃度を測ると同時に、左のプールで体温に温めた唾液の臭いを患者さんみずから、他の人が患者さんの口臭をどのように感じているかも体験してもらいます（次ページの**写真4－14**）。

これが「インキュベーター試験」で、患者さんはまるで他人と同じ感覚で自分自身の口のすぐ前の臭気を実感できるのです。

写真 4-13 インキュベーター（左）と BB チェッカー（右）

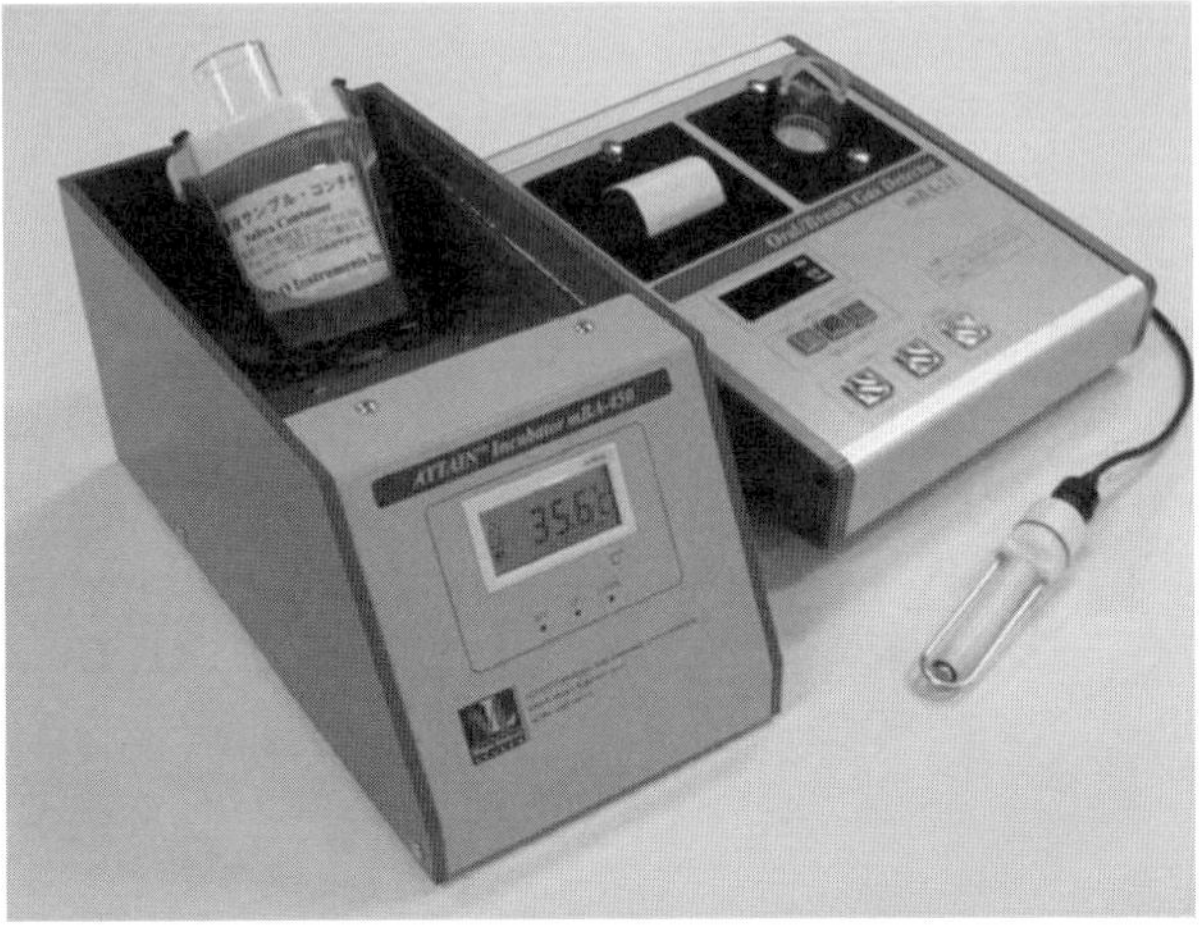

写真 4-14 インキュベーター試験

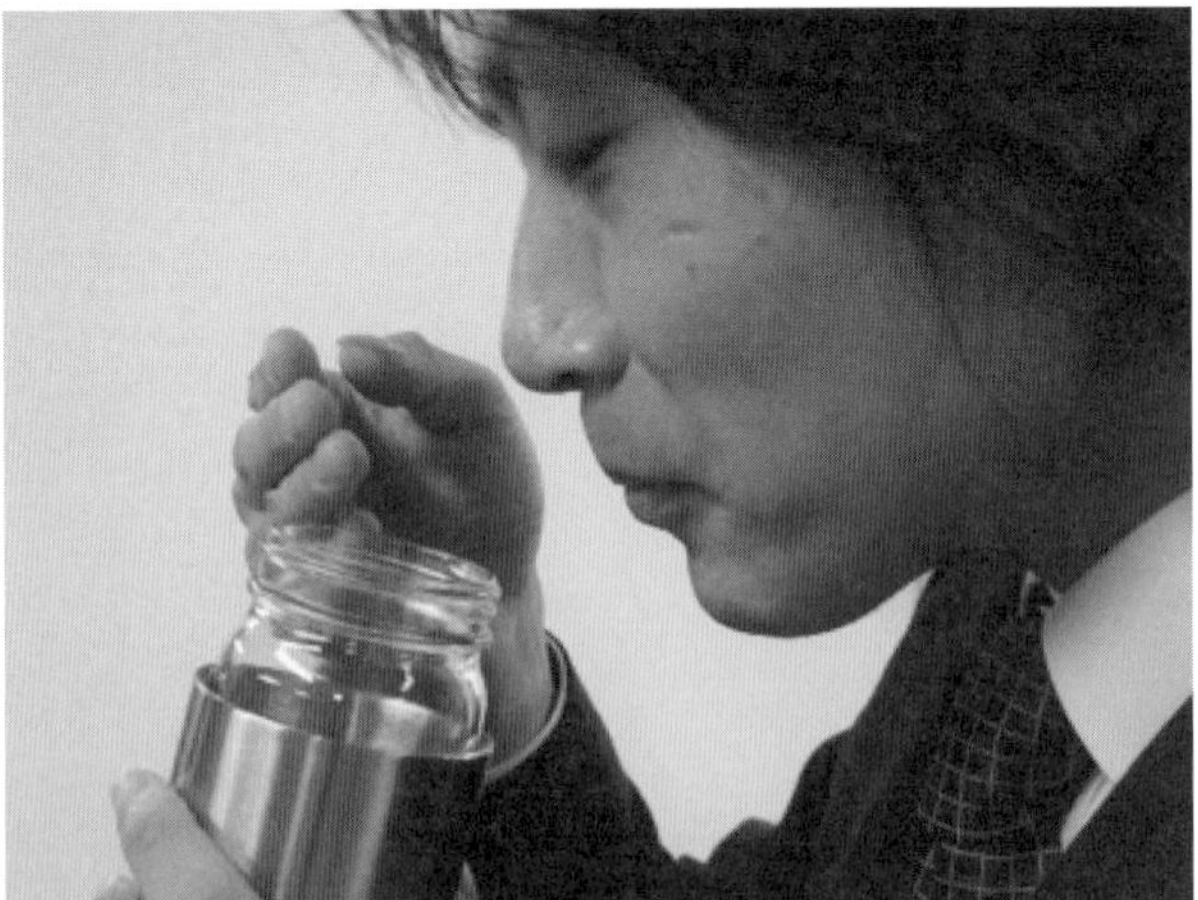

自分自身の口元の口臭を患者さんに実感してもらうことができる

「通常の会話で相手がどのように感じているか」を数値化

写真4－13で右側にあるのは「ＢＢチェッカー」と呼ばれる、ほんだ歯科で開発され世界的に使用されるようになった測定機器です。

他のガス測定器と異なり、通常の測定器は揮発性硫黄ガスのみを測定していますが、実際に口臭を引き起こすガスは数百種類あるわけですから、すべてのガスを測定する機器です。

さらに、ガス濃度がわかっても、測定されるガス濃度と嗅覚との関係が患者さんにわかりづらいため、どの程度臭いのかについては非常にわかりにくいものです。この測定器は吐き出されたガスを測定した後に、人間の嗅覚レベルに変換する機器です。

ただし、患者さんと正面に向き合った40cm付近の臭気レベルを0～１００の数値（ＢＢ値）で変換します。

もしもＢＢ値が50以下であれば、通常会話距離（相手との距離が40cm付近）では相手は臭気を感じません。50を超えるとその数値に応じて相手の不快度は増します。

これは、機器による官能検査と言ってもいいでしょう。

先生による官能検査と両方を行なうことで、患者さんはより正確に自分の口臭が他人がどう感じているかを理解できるようになります。

体臭のチェックでは腋臭との鑑別も

体臭の項目では、口臭との鑑別のために先生やスタッフなど複数の人が、面接中に感じた体臭や頭のにおいなどについて感じたままを記録していきます。

もちろん、体臭のある人に対しては体臭をなくす方法についてアドバイスしたり、その体臭が腋臭《わきが》に由来する場合は皮膚科を紹介したりします。しかし体臭は口臭とは異なり、ある程度は必要です。イヤなにおいであると同時に、好きなにおいにもなり得るので、香水を活用したりして、魅力的なにおいになるようにもアドバイスしていきます。

その人の最悪の口臭の状態も再現できる

生理的口臭はどんな人にも発生しますが、その時々によって、あったりなかったりします。その人の口腔内の細菌学的環境に依存しますので口臭のレベルも一日を通して変化します。生理的口臭の場合は、９割の人が器械によるガス測定では非常に低いレベルになります。官能検査をしてみても、患者さんの悩みとなっている起床時の口臭や緊張した時の口臭、飲食後、しばらくしてからの口臭のレベルなどは感じることができません。

しかし、誰にでも生理的口臭があるとはいえ、最悪になった場合の口臭がひどければ、それは問題かもしれません。心の準備をするために最悪の時の口臭を知っておきたいと思うのは無理のないことです。

では、その人の最悪の口臭の状態を再現するには、どうしたらいいのでしょうか。

じつは、その人の口臭発生能力を医学的な根拠に基づいて検査する方法があります。それが「ほんだ式口臭治療における口臭発生能力試験」で、受診時には口臭がなくても、一日の中でいつ起こるかわからない最大限の口臭が予測できるのです。

リアルタイムの口臭は、ガスを測定したり、その時に実施する官能検査でわかりますが、あったりなかったりする生理的口臭は、どれくらい臭くなるのかわかりません。したがって、その人の最大の口臭を実際に起こしてみて、口臭の発生能力や潜在的な能力について検査します。

生理的口臭はもともと口腔内や咽頭などの喉の空間にある常在細菌が作るものですが、起きている間は常在細菌数があまり変化しません。また、新鮮な唾液が流れ続けている状態では常在細菌の活動が鈍り、ほとんど口臭が起こりません。つまり口臭を引き起こす菌がいるにもかかわらず、口臭を作らないのです。

常在細菌には口臭を作り出す嫌気性菌と、口臭を作らない好気性菌の2種類があります。これらの菌は口腔内環境によりバランスをとって存在しています。つまり口腔内の環境条件次第では嫌気性菌が活動しないために口臭が起こりません。しかし、嫌気性菌はウレアーゼ（尿素分解酵素）をもっているので、その特性を利用して人工的に口臭を作り出せます。

まず口の中に一定時間、尿素溶液を含んでもらいます。そうすると口臭を引き起こす菌は尿素を分解して人工的な口臭ガスであるアンモニアガスを作り出します。

その人が口や喉の奥にもっている口臭ガスを作り出すすべての菌を活動させてみて、人工的に最大の口臭を引き起こすことができるのです。つまり、このアンモニアガス濃度を測れば、いったいどれくらいの口臭を作り出せるかが推定できるというわけです（**写真4－15・16**）。

この装置は口臭治療現場以外にも医科の領域や救急医療現場で患者さんの口や喉の有害な菌の汚染状況を現場ですぐに探知できる機器として利用されています。

有害な菌はほとんどが嫌気性菌で、通常は細菌培養しないとその数を知ることはできません。しかし、救急医療現場でそんな悠長なことはしていられません。瞬時に汚染状況を知る必要があり、そのため、有害な菌を活動させてガスを作り出し、そのガスの濃度を測定することで口腔内や咽頭の細菌学的な汚染状態がモニターできるというわけです。

この装置は、まさに最大口臭を予測できる装置と言っても過言ではありません。実際に、この装置を使用してアンモニアガスを測ったところ、歯周病のひどい人の場合は高くなることが実証され、これが口臭発生能力を調べることにもつながったのです。歯周病や喉の病気のある人は、このアンモニアガス濃度を測定することで間接的にも診断ができるのです。

また、歯科的にも耳鼻科的にも問題がない人の場合でも、常在している細菌が悪玉菌である嫌気性菌が優位になっている時にもアンモニア濃度は高くなります。したがって、この検査を行なうことで、歯周病や耳鼻咽喉科の疾患の予備的な診断のみならず、健康な人の口腔内や喉

写真 4-15　口臭発生能力試験

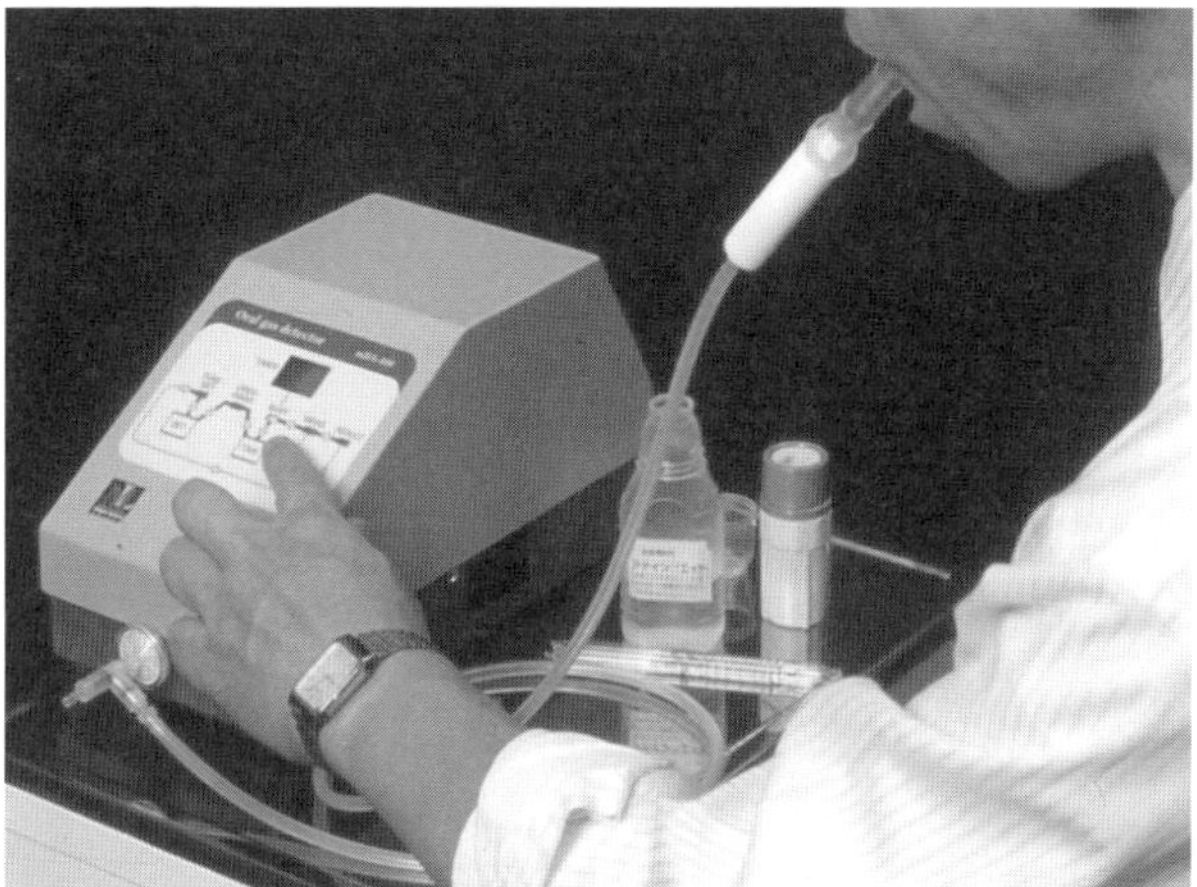

尿素溶液を口の含んだのちに、口の中に作られたアンモニア濃度を測定して最大口臭発生能力を評価する

写真 4-16　最大発生口臭濃度の測定

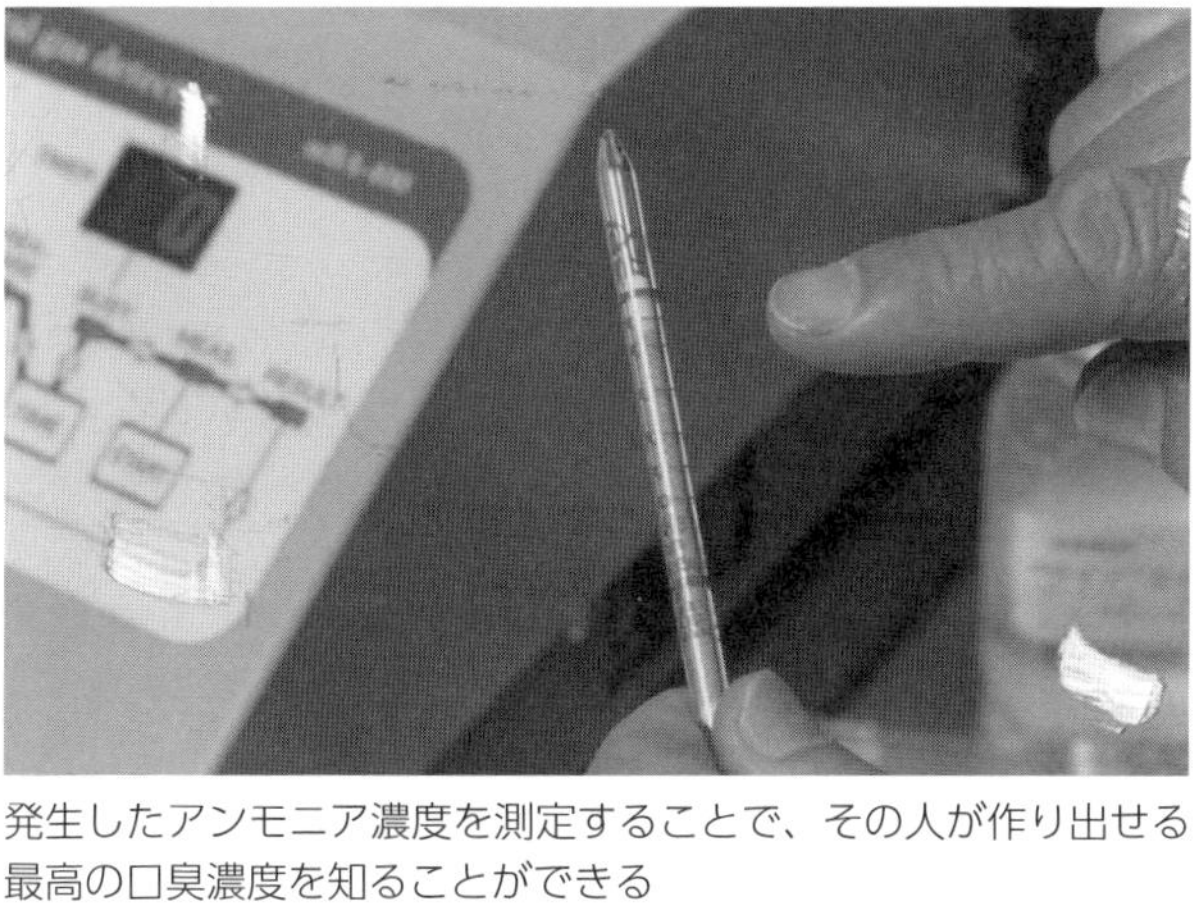

発生したアンモニア濃度を測定することで、その人が作り出せる最高の口臭濃度を知ることができる

の菌のバランスを診断できます。

もしも病気がなくて、このアンモニア濃度が高い場合は、いつ起こるかもしれない生理的口臭レベルは人一倍高いことが予想できます。その場合は口腔内および咽頭付近の常在細菌叢のバランスを崩していることが想像できるので、治療においては常在細菌のバランスを変える必要があります。つまり、においを発生させない善玉の菌を増やすという方針が立ちます。

口臭を引き起こさない人の口腔内から採取された善玉菌のストレプトコッカス・サリバリウスという菌を使ったプロバイオティクス療法によって、善玉菌を多数投入することで口臭を引き起こす菌の割合を減らし、口臭ガスが発生しないような細菌環境を作る治療法もあります。

さらに、常在細菌のバランスが口臭を引き起こす嫌気性菌（悪玉菌）優位の環境になった原因として耳鼻科領域の疾患が考えられる場合には、専門医との連携や原因に応じた指導が行なわれます。

唾液性状検査からわかること

口臭発生に最も影響を与えるのは唾液です。唾液は口腔粘膜のみならず、咽頭粘膜までの広い範囲を覆い、新鮮な唾液の流れによって保護し、臭気の発生を食い止めています。したがって唾液の分泌能力やその質、流れの状況が口臭発生に最も影響を及ぼすともいえます。

また、口臭は口と喉など、つまり口腔内および咽頭などで発生しますが、そもそもガスその

写真 4-17 唾液性状検査

湿度

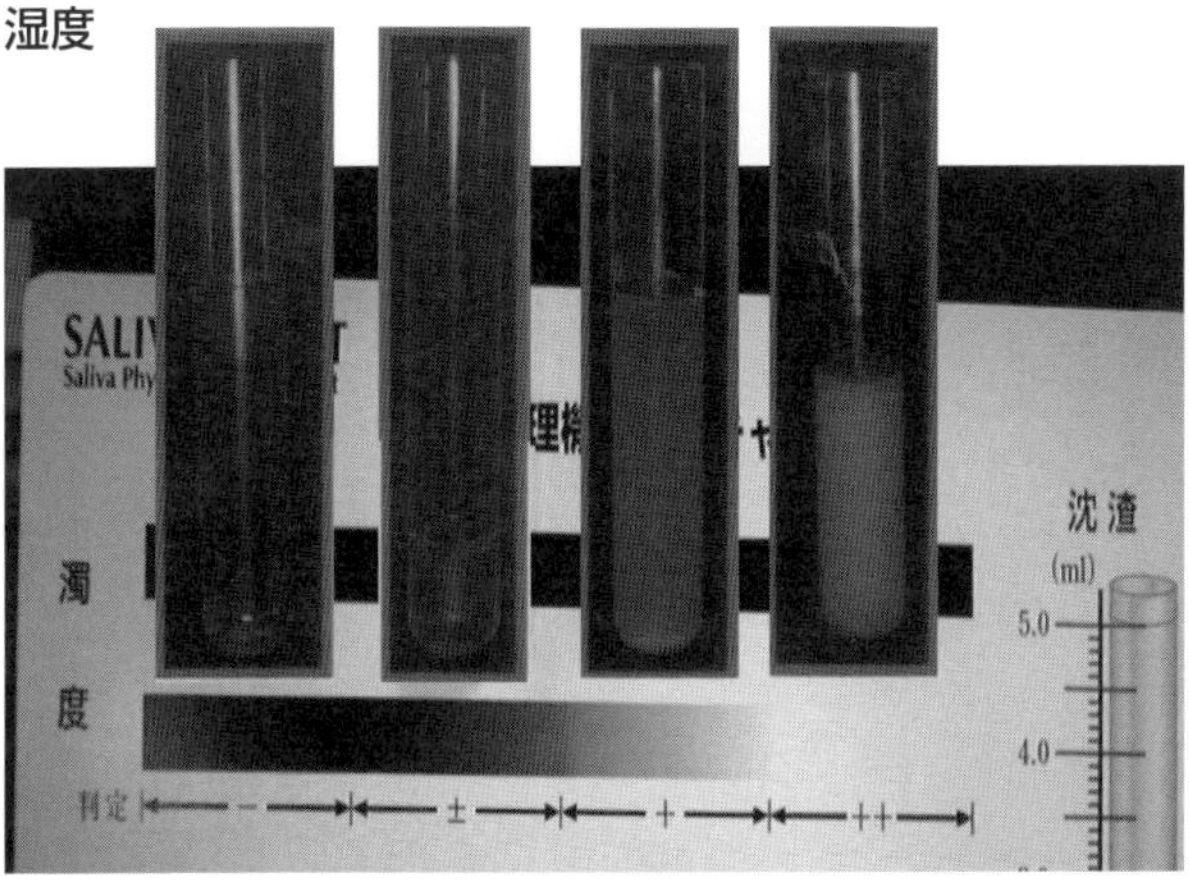

混濁度を見ると、舌乳頭、口腔粘膜上皮の「剥離」の程度がわかる

ものは液体から揮発し、蒸散して発生しているわけですから、唾液そのものの臭気や質が直接口臭に影響を与えていることは間違いありません。そのため、唾液については多方面から精密な検査が行なわれます。

唾液を試験管に採取してみると、口臭を起こしにくい唾液は、**写真4－17**の左端の試験管のように透明に見えます。口臭が起こりやすい唾液は非常に汚れていて、右端の試験管のように白く混濁して、しばらくすると多くの沈殿物が生じます。この沈殿物の大半は、剥離《はくり》した舌表面の粘膜や舌の上に残っていた飲食物残渣などです。

舌を歯ブラシで磨いている人ほど、繊細な舌粘膜が傷つき過敏状態になっており、保湿の働きを担っている舌乳頭などが剥離して白濁したり分厚い沈殿層となったりします。

このようなケースでは、舌粘膜の過敏状態を改善するトリートメントを行なうと同時に、唾液の質の改善に向けたオーラルケア指導をはじめ、症状に応じた各種指導が行なわれます。

出血があれば赤く見えたり、膿があれば黄色く混濁したりします。そのようなケースでは歯科的な炎症があるので止血効果があり、さらに消炎効果もあるオーラルケア製品によるケアや口腔衛生指導を行なって唾液の質の改善をはかり、におわないようにします。

唾液を分泌する能力は、口臭を引き起こさないために非常に重要な能力です。低下するとドライマウスを引き起こし、口腔内の自浄性の低下や免疫力の低下、口腔内常在細菌叢を安定させる能力も低下し、口腔内の恒常性が維持できなくなり、口臭が起こりやすくなります。

唾液分泌能力が低下している場合は、他の検査項目と照合し、その原因を探ります。その原因が病的な場合は、原因疾患の治療や機能回復に向けたリハビリテーションなどの各種指導を行ない能力の回復に努めます。

口臭と深く関わる唾液を徹底解明

唾液の臭気についても「官能試験」を行ないます。

試験管に採取した唾液の臭気を患者さんにも体験してもらいます(**写真4-18**)。この方法は、前述したインキュベーターがなくても、自分で客観的にほぼ正確な唾液の臭気を確認することができます。患者さん自身も口臭の種類(どんな感じのにおいなのか)が体験できます。

写真 4-18 患者さんによる唾液臭気の官能検査

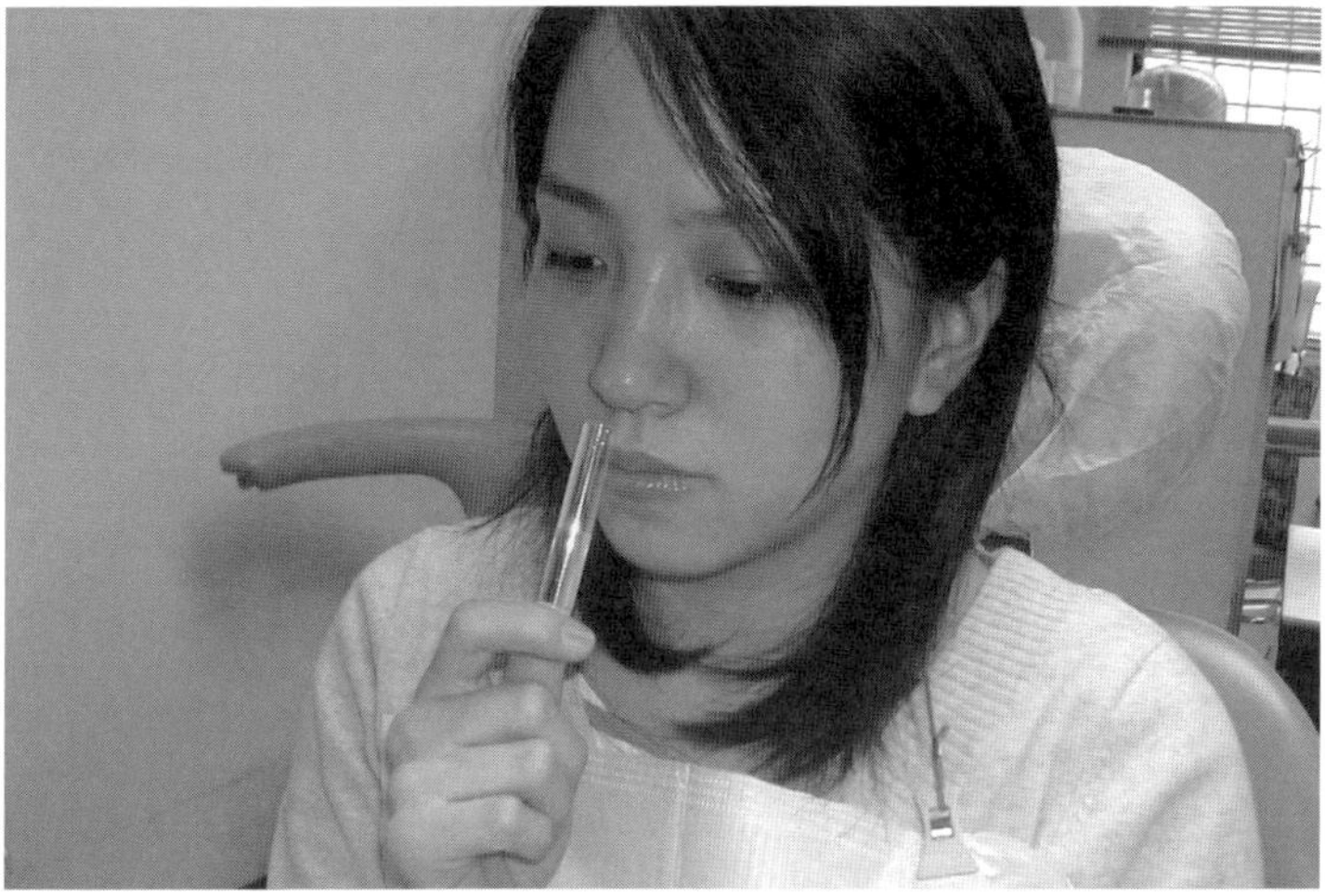

口臭のひどい人ほど唾液の臭気は強くなります。また、生臭いにおい、酸っぱいにおいなど、その臭気の種類も人によって異なります。口臭のない人では、唾液にもにおいがありません。口臭のないにおいがします。血液や膿が混じると赤く見え、生臭いにおいがします。膿やタバコのタールなどが混じると黄色く見え、焦げ臭い化学薬品のようなにおいになります。

患者さんは指に唾液をつけてにおいを嗅いだりしますが、その場合はすぐに蒸発してしまい、唾液中のタンパク質自体のにおいや指のにおいまで混じり合って、実際の口臭とはまったく異なるにおいになってしまいます。

あくまでも液体の状態でにおいを嗅いでみることと無菌的な試験官などに採って、かつ温めて口の中の温度と同じ条件でチェックすることが重要です。一定の温度によって唾液中のガスは揮発するからです。この時に患者さんが感じたままを記憶してもらい、記録もとり、2回目に来院したときに比較してもらいます。ほんだ式口臭治療では、2回目は治療によってほぼ無臭になっていますし、それを患者さんも実感できるはずです。

また「唾液緩衝能力試験」も欠かせません。唾液には飲食後や炎症などによって起こる常在細菌の活動を抑え、常に口腔内のpHを中性に保つ能力（緩衝能力）があります。この能力が低下していくと生理的口臭が起こりやすくなるばかりか口腔内が酸性化しやすくなり虫歯にもなりやすくなります。治療では緩衝能力向上のための様々な指導（食事指導や飲食生活指導、飲食後の口腔内ケア指導など）が行なわれます。また、治療と並行してpH変動による生理的口臭の発生を抑制するために、pHを安定させるような口腔内トリートメントを行ない、不快症状の改善と臭気発生を抑制します。

さらに「唾液pH検査」も行ないます。現在の唾液のpHを測定し、口臭が起こりやすくなっているかどうかを判定します。判定結果を見て、口腔内のpHを安定させる処置をほどこすと同時に、適正なオーラルケア指導や飲食指導を行ないます。

口腔内の乾燥は口臭を引き起こす要因となることから「口腔内乾燥度検査」も行ないます。乾燥がひどい場合は、保湿効果の高い口腔内化粧品によるトリートメントと同時に、原因ごとに治療や指導が行なわれます。

第５章

口臭は「セルフコントロール」できる

――ＱＯＬを高める暮らしの医学

口臭から解放されたいと思っている人は、
口臭症あるいは、その予備軍だけではない。
多くの人が「気になるけど、どうしたらいい？」と思っているはずだ。
じつは、ちょっとした工夫やトレーニングで、
気になる口臭を解消できる。
安全で、なおかつ誰にでも手軽にできる方法を紹介するとともに、
「間違いだらけの口臭対策」も指摘する。
毎日の習慣にすれば、あなたの未来が、
楽しく明るいものになるはずだ。

そもそもなぜ口臭不安に陥るのか

ここで「なぜ口臭が気になってしまうのか」という原点に戻ってみましょう。

口臭に対する不安は、口臭を自覚した時、会話をしている相手に自分の口臭がどのように伝わっているかがわからないために起こるという話をしました。そして、それを相手に訊けないことから、会話をする相手の仕草を見てますます不安になり、さらに不安を募らせて口臭症に至ってしまうことは、これまで述べてきたとおりです。

口臭症の人が陥る、周りの人の仕草に対する不安を専門的には「関係妄想」と言います。

他人と接触する限り、不安はどんどん膨らみ、その結果「緊張時口臭」という生理的口臭を自覚し、さらに不安になるという「不安のスパイラル」に陥ってしまい、ますます深刻な「生理的口臭症」になっていく傾向があります。

過剰な不安は同時に精神も病み、見かけ上「精神的な疾患」とよく似た症状に陥ります。

自己の口臭について不安に思った時は、周囲の信頼のおける人に勇気をもって訊いてみることです。生理的口臭は、会話する相手との距離にもよりますが、本人が自覚していても相手にはまったくわからないことのほうが多いのです。

逆に自分自身では、まったくにおいがわからないのに周囲の身近な人から幾度も口臭を指摘される場合は、病気が原因の「病的口臭」の可能性があるので最寄りの歯科医院や耳鼻咽喉科を受診することをお勧めします。

この時に大事なことは「口臭を常に周囲の人から指摘を受けます」と訴えることです。通常の会話で問題になるような病的口臭があるかどうかは精密な機器を使用しなくても会話だけでわかります。少なくとも口臭がどんなレベルかは教えてもらえるはずです。

それでも解決できなかったら、勇気をもって「口臭専門外来」を受診してください。口臭専門外来では、いろいろな角度から口臭についてどの程度のものかを評価してもらえます。

自覚する口臭と、その時に相手が会話などで感じる口臭は異なることが多いものです。自分で感じた時に相手に訊いて「大丈夫」と言われた場合は、その評価を信じることも大事です。相手が感じていないのに、その言葉を疑い、何回も聞き直し、相手の証言を否定するようなことはしないほうが賢明です。

悩みを抱え込まないために

口臭の悩みは、どんどん深刻になっていきがちです。一番いいのは悩みを聞いてくれる身近な人を探すことです。たとえ相手が最初のうちは「大丈夫」「気にしすぎ」と取り合わなかったとしても悩みを打ち明けること自体が大切だということです。

もしもあなたの悩んでいる口臭が、常に会話のたびに相手を不快にさせるような場合は「病的口臭」でしょうから、思い当たる身体的症状から考えられる科を受診することです。

歯科・耳鼻咽喉科・内科などを受診してみて、病的口臭を引き起こすような病気がないかどうかをチェックしてもらいます。この時には「口臭が気になる」とはっきり伝えることが大切で、そうすれば先生からも病気と口臭の因果関係についての話も聞けると思います。

しかし、いろいろな科を受診して「病的な問題はない」「口臭は大丈夫」という対応になった時はドクターショッピングをしないで、あなたの悩んでいる口臭が「病的口臭」ではなく「生理的口臭」なのだということを認知すべきでしょう。

現実問題として、多くの人が「原因となっている身体的な病気があるに違いない」と不安になってしまい、自分が納得できるような病気が見つかるまでクリニックを転々とする場合があります。そのような場合も、前述の口臭専門外来を受診されると、問題が比較的早く解決できるかもしれません。

悩みのメカニズムを知れば不安は起こらない

口臭について悩み始めると、長い間、一人で悩んでしまいますが、悩みのメカニズムを知っておくと深刻な事態になる前に対応できます。

口臭症の人たちは次のような悩みの連鎖に陥っています。

①自分自身が感じる口臭や不快症状があり、相手がどう思っているかがわからない。

②特に生理的口臭の場合は、安心できるような環境では起こりにくいのに、人によっては非常

に近い距離における口臭についても悩む。

③自分自身に口臭があると思って家族などに訊いても「大丈夫」と言われたりして、相手にされないことが多い。

つまり、自分自身が口臭について悩んでいることを周囲の人に理解してもらえない悩みが最初にあるわけです。したがって、口臭不安に思った場合は、不安に思った時に、まず話しているその相手に勇気を出して聞いてみることです。家に帰ってから、その時に起こっていた生理的口臭が消えた状態で家族に聞いても「大丈夫」と言われるだけです。

もしも家などで口臭があるかな？　と思った時は、どんな感じか嗅いでもらうことです。口臭が、どの距離で、どんな感じかを正確に教えてもらうことで初期の不安が消えるでしょう。これができないと、やがて口臭不安のレベルに応じて、相手の仕草に振り回されることになります。

舌に関する多くの誤った情報

生理的口臭の多くは、その仕組みを理解できれば、自分自身で口臭が起こらないようにセルフコントロールできます。

口臭を気にする人の中に、舌の状態を気にする人が多くいます。しかし舌に関する誤った情報が多いので、舌の状態別にどのように対応すればいいかについて解説していきましょう。じつは舌を見るだけでも、口臭がコントロールできる場合があります。

口臭で不安になる人の多くは舌の状態や舌苔《ぜったい》に対して、非常に神経質になる人が多いようです。病気になると舌の状態が変化し、また病的な舌苔が観察されるようになります。そのため口臭不安をもつ人は自己の口臭を病気の結果ではないかと不安に思い、同時に舌の感覚も悪化するので、口臭不安が起こるたびに舌を観察して一喜一憂する人が多くなります。しかも誤ったケア方法で状況をさらに悪化させてしまうことも少なくありません。

口臭不安が起こる時に、舌の不快感覚を感じて悩み始めることも多いのです。

たしかに舌は口の中で大きな体積と表面積を占めると同時に、その表面にはたくさんの味覚細胞をはじめ、触覚や温度を感知したりする感覚細胞があります。そのため多くの人が口臭の原因を舌そのものと誤解しがちです。

さらに味覚と嗅覚は混乱が生じやすいという面もあります。

「酸っぱいにおい」とか「甘いにおい」というような言葉が日常的に使われます。「酸っぱい」も「甘い」も味覚を表現する言葉でありながら、においの表現にも使われています。

しかし、酸っぱいものといえば「梅干し」を思い浮かべますが「梅干しのにおい」は「酸っぱいにおい」とは表現しません。砂糖は甘いものですが「甘いにおい」は砂糖のにおいでもありません。

正確には「酸っぱいにおい」は漬物などが酸敗した時のにおいや胃液が逆流した後の不快な

においを指しますし、「甘いにおい」は「バニラ」の香りのような場合をいいます。このように、口腔内の味覚や不快は臭気との「錯覚」が起こりやすいのです。

舌で感じる不快な味覚や感覚は、口臭の不安に直接つながりやすくなります。

「舌がざらついている」「舌がネバネバする」「舌からにおいを感じる」「舌が気持ち悪い」……このような時に多くの人は口臭不安をもちます。そして舌をブラシで磨いたり、気になるたびに歯を磨いてうがいしたり、舌の誤った清掃をやりすぎて、むしろ新たな問題を引き起こすことのほうが多いのです。

実際は舌そのものが口臭の原因ではなく、舌の表面の唾液層から臭気が発生しています。つまり唾液の質を変えない限り、舌を磨いてもにおいが消えるのは一時的にすぎず、次に同じ性質の唾液が来れば再び同じことが起こります。

気持ちが悪かったのも、舌が変な味がするのではなく、舌の上にあった唾液に不快を感じさせる成分が溶解していて、舌から変な味がしていると思うだけです。

このような場合に、うがいや歯磨きをしても、その時の唾液を吐き捨てただけで、根本的に唾液の状態を改善しない限り一時的な効果でしかないのです。

まずは正しい知識をもつことが重要です。正しい知識がなければ誤った対策ばかりを続けることになり、却って口臭がひどくなることが多いのです。

写真 5-1 ラットの正常な糸状乳頭
写真提供：近畿大学薬学部創薬科学科薬用資源学研究室

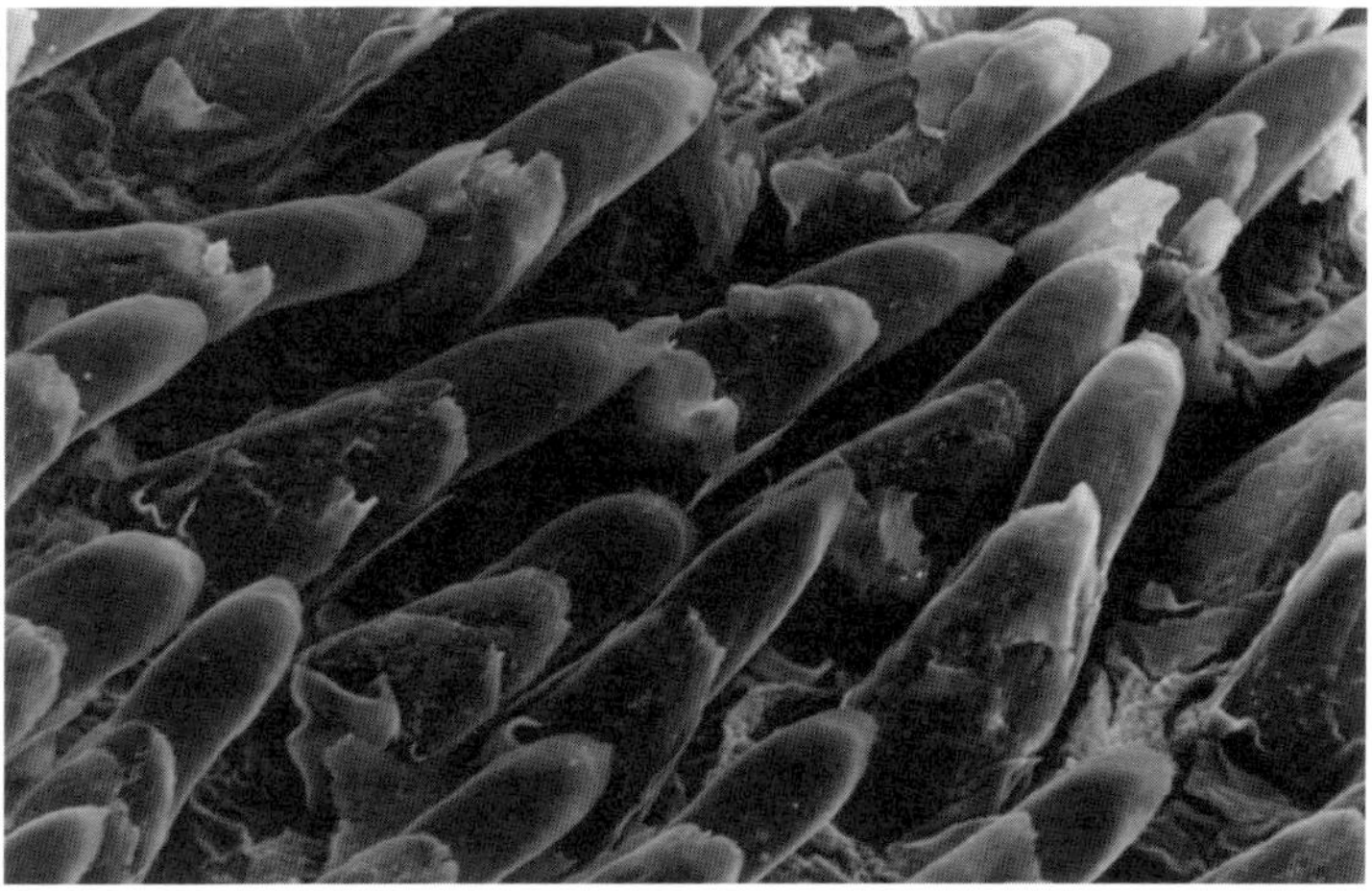

口臭が起こりにくい正常な舌とは

口臭が起こりにくい健康な舌の状態は169ページの**写真5－A**のような状態です。

舌は程よくピンク色で、舌の中央部に白い薄い舌苔状のものが見えますが、これは口臭を引き起こすような舌苔ではありません。舌表面には、非常に繊細で細かい糸状の糸状《しじょう》乳頭《にゅうとう》と呼ばれる乳頭が存在します。

写真5－1はラットの糸状乳頭ですが、人間もほぼ同じです。

舌の表面には、細くて角質化した先端をもつ白い舌乳頭《ぜつにゅうとう》が舌の上面の全体にわたって存在し、肉眼で舌を見た時に薄く白い毛のように見えます。乾燥すると、より白く毛羽立ってザラザラしてきます。

糸状乳頭には味を感じる味蕾《みらい》が存在せず、

基本的な味の感知には関係しません。糸状乳頭は角質化しており、動物では食べ物を舐めた時、ヤスリのようにこそぎ取る役割を担っています。人の場合は唾液をその隙間にためることでドライマウスを防いでいます。

唾液の分泌の盛んな子供では短く、唾液分泌能力が低下してくると長くなります。口腔内乾燥が起こると糸状乳頭は長くなり、長くなりすぎると飲食物残渣もたまりやすくなり、口臭も起こりやすくなります。

しかし、ブラシなどで磨いてしまうと糸状乳頭は容易に剥《は》がれ落ちて、粘膜が荒れた状態になります。こうなると、口腔内が乾燥しやすく、口臭が起こりやすくなります。**写真5-A**のように見えているときは正常なので、磨いたりすることは禁物です。

この白い薄い舌苔（糸状乳頭）の間に、小さく赤く点々と見えるのは茸状乳頭《じじょうにゅうとう》と呼ばれるものです。糸状乳頭に似ていますが茸状乳頭は角質化しておらず、肉眼では血管が透けて先端が赤く見えます。

糸状乳頭と同様に舌上面の全体にわたって存在しますが、とくに舌先側の表面に集中しています。この茸状乳頭には通常1個から数個の味蕾が存在しています。もしも歯ブラシなどで舌を磨くと容易に傷つき、味覚異常を引き起こすので注意が必要です。

どうしても舌を磨きたい場合は、タングスクレーパーなど舌磨き専用の清掃具を使用するといいでしょう。

口臭と関係の深い「舌」について

口臭に悩む人の多くが「舌」を気にします。
たしかに、「舌」のケアは大切ですが、
誤解している患者さんも少なくありません。
ここでは「舌」について、カラー写真を添えて、解説します。
写真提供：メディカルユーコン

写真 5-B 乾燥した舌苔の状態
舌表面全体の舌乳頭が角質化して白くザラザラしている

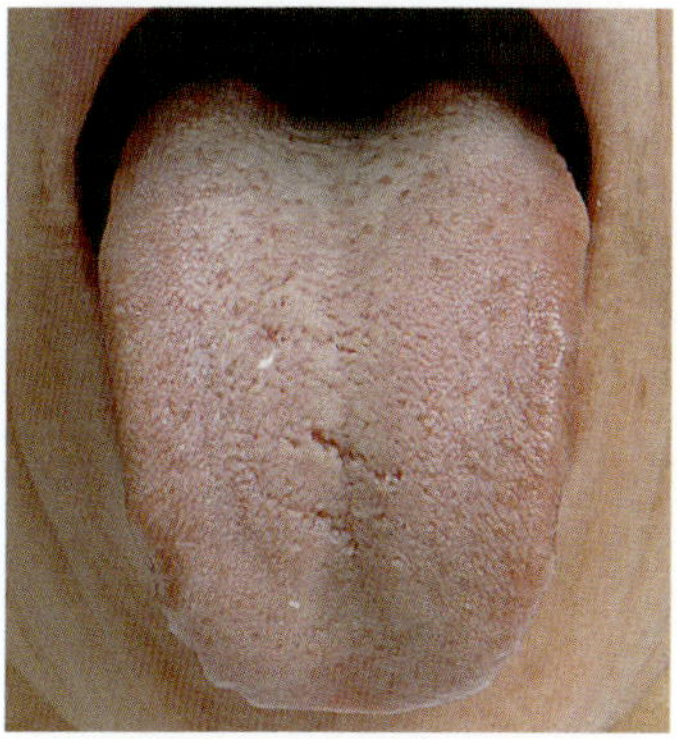

写真 5-A 健康な人の舌苔の状態
(薄白苔)

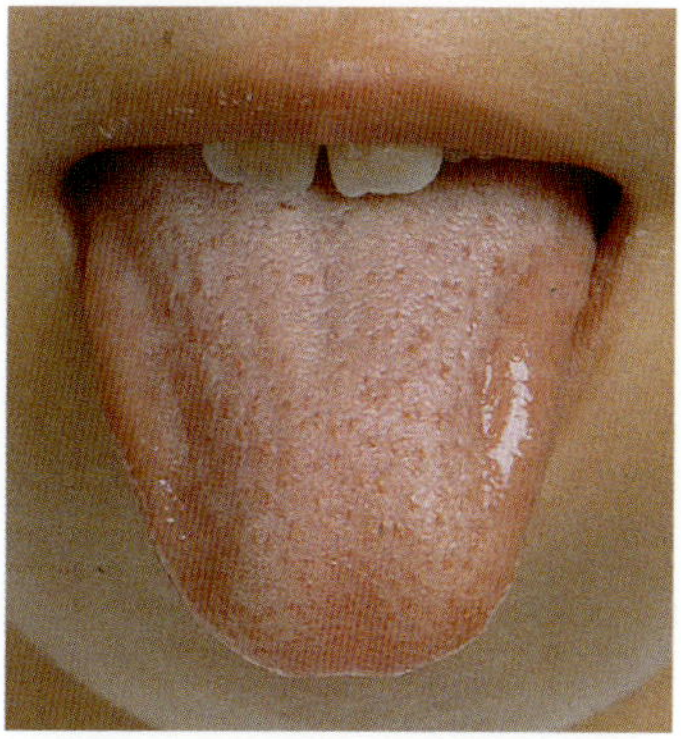

写真 5-C 白く分厚い白苔

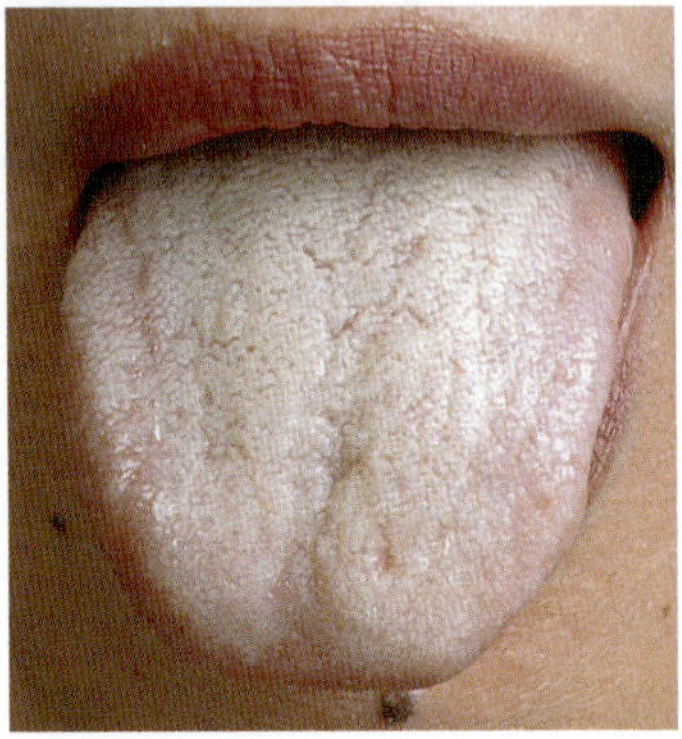

写真 5-D 色が着いた舌

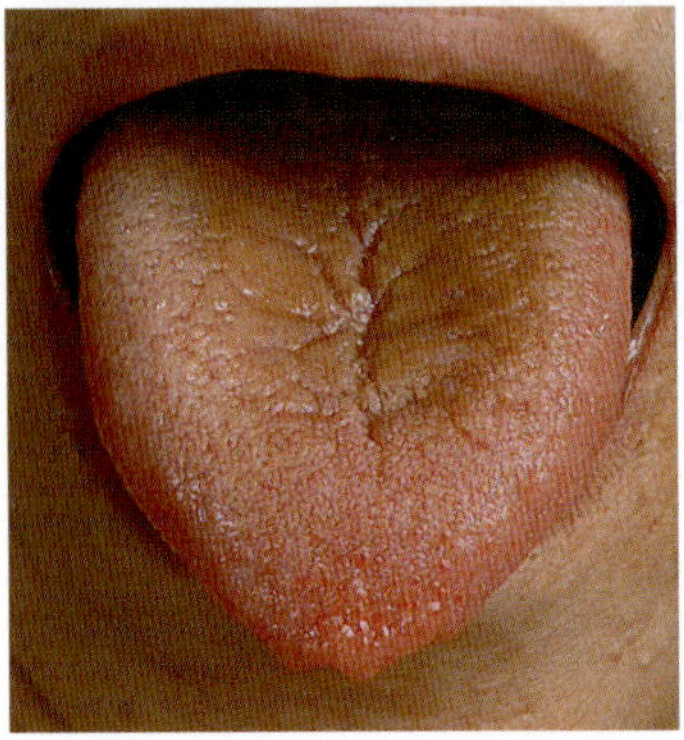

写真 5-E 「ひだ」のある舌

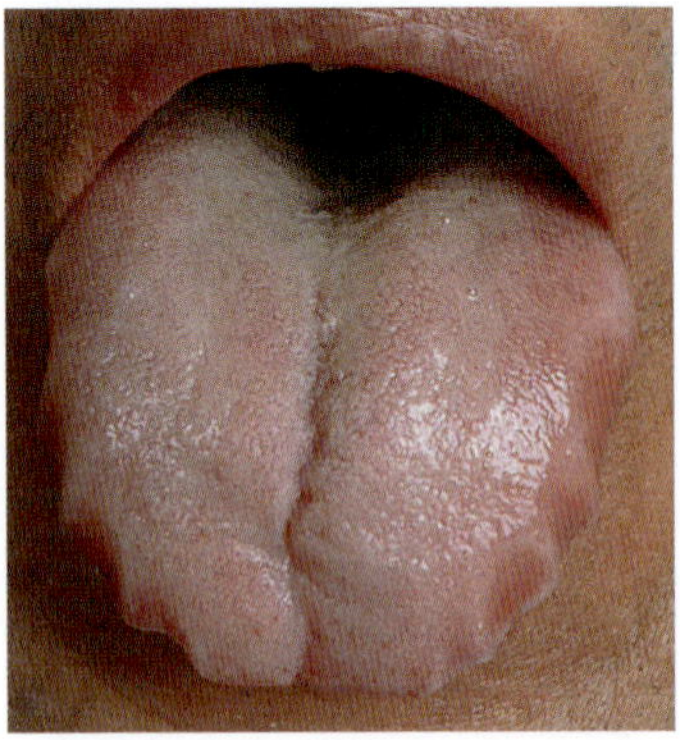

写真 5-F 舌の奥の部分に白く、分厚い舌苔がある舌

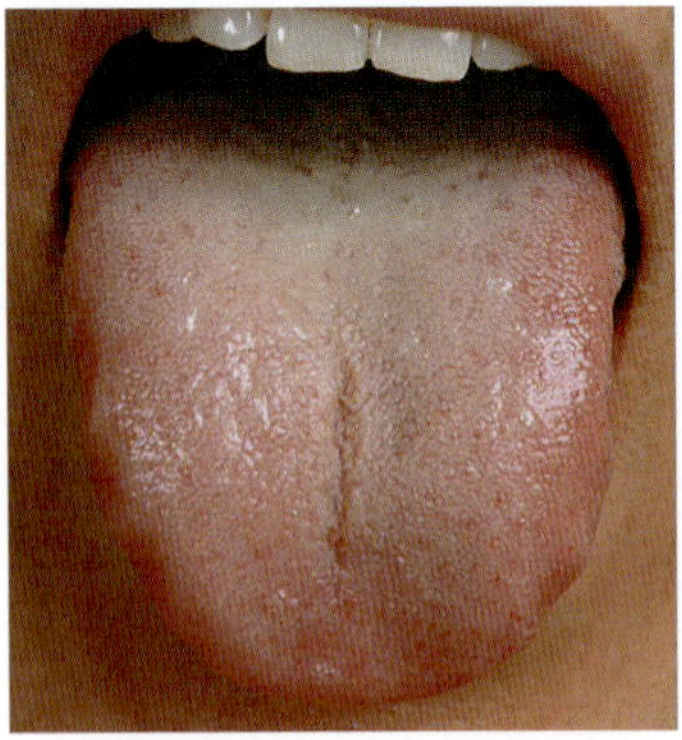

糸状乳頭は奥のほうから前のほうに向いているので、奥から前の方向に、できるだけ力を入れずに舌の上のぬめり（粘液性唾液層）のみを取る感じで行ないます。できれば、糸状乳頭を傷つけにくい、へらタイプのタングスクレーパーやスポンジのような素材がいいでしょう。

やわらかいガーゼならソフトに拭うようにしてください。使用に際しては、念のため最寄りの歯科医院などで指導を受けられることをお勧めします。

また、市販の舌清掃用具を使用する時には、事前に使用上の注意や使用方法についてよく読み、説明のとおりに行なうようにしてください。

安全な方法としては、少量の塩を指にとって指で舌全体をやさしくマッサージして、その後に軽くうがいする方法が最もいいと思います。うがいしても若干の塩分が残るので、すぐに唾液が分泌され、うがい後の乾燥も防げるからです。また、塩分にはぬめりを取り去る効果もあります。

とりわけ、日本の歯磨き剤やデンタルリンスには多くのラウリル硫酸ナトリウムなどの合成界面活性剤が含まれています。これらに対して過敏な人は合成界面活性剤などを含まない天然素材成分主体の歯磨き剤を選択されたほうがいいと思います。

また、アトピーや金属アレルギーなどアレルギー性素因（体質）の人の場合、たとえば化粧品に対してかぶれやすいとか、皮膚が敏感な場合などは、口腔粘膜も口腔内ケア用品に含まれる化学物質に対して過敏な場合がありますし、味覚異常を来す場合もあります。

写真 5-2　ラットの糸状乳頭が損傷を受けた状態
写真提供：近畿大学薬学部創薬科学科薬用資源学研究室

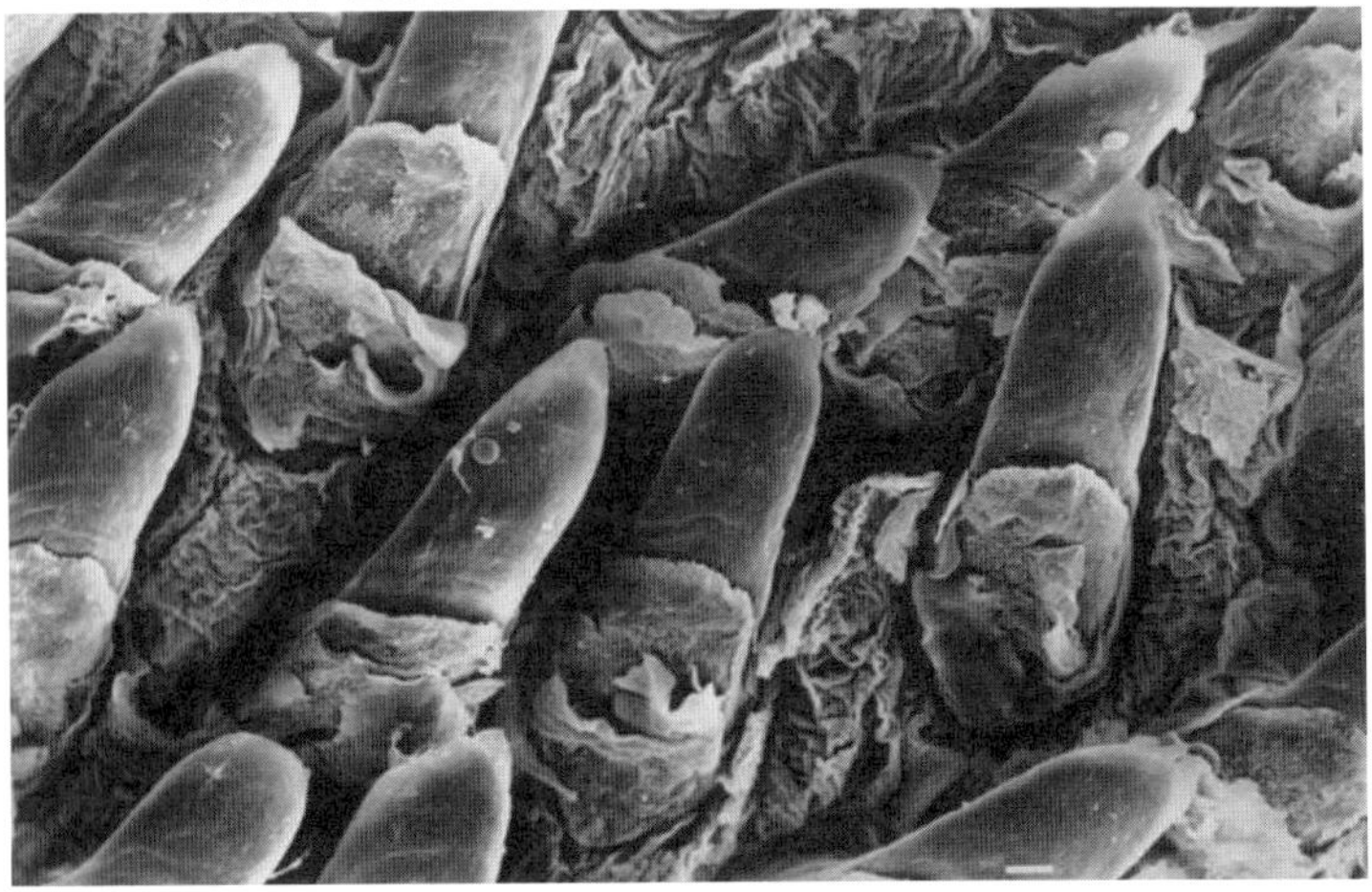

損傷を受けると舌はどうなるのか

写真5－2はラットの舌に市販の合成界面活性剤の入った歯磨き剤を作用させた後の状態を観察したものです。

正常な舌の状態と比較すると糸状乳頭が損傷を受けているのが観察されます。

歯を磨いてから、しばらくして口中の不快を感じたり、味覚がおかしく感じたり、口臭を感じるという人は、唾液で歯磨きをする程度にしておいたほうがいいでしょう。新鮮な唾液自体に虫歯を予防する効果や口腔内の自浄効果があるためです。

どうしても歯磨き剤を使いたいのなら、できるだけ少量にして、歯を磨くときに分泌される唾液を利用して歯磨き剤を薄めるようにするといいでしょう。

生理的口臭を起こしやすい舌の状態とは

歯科や耳鼻科・内科的な疾患がある場合は、病気特有の舌苔が観察され、舌診断は病気の診断上、重要な手がかりを与えてくれます。

病的舌苔と病気の関係はよく知られていますが、舌診のみから病気の確定診断は難しく、他の検査と合わせて診断されます。

ここでは病的舌苔ではなく、健康な人にも生理的にしばしば観察される舌の状態や舌苔について説明し、対応を考えていくようにします。

口腔内乾燥が起こると舌の状態は169ページの**写真5-B**のように全体的に白くパサついたようになります。起床直後はおおむねこのような状態になっているので、起きてすぐにブラシなどで舌を磨くと糸状乳頭や茸状乳頭は損傷しやすく、口腔内乾燥や味覚異常を来す可能性があるので注意が必要です。

もしも舌の状態が起床時だけでなく、一日中この状態が続く場合は「ドライマウス」の可能性が高く、その対応が必要になります。さらにドライマウスの状態では唾液が少なくなり口臭が起こりやすくなります。

水の定期的な摂取や舌の動きを活発にして唾液の分泌を意識的に促進することが重要で、後述するガム法（185ページ）などは有効な方法です。また、ヒアルロン酸などを配合した保湿用の口腔内ケア製品が歯科医院で用意されているので、ドライマウス用の口腔内ケア製品をうまく活用することも有効です。

舌を動かす効能に注目

舌は常に動きつつ唾液の流れを作ると同時に舌の状態を常にベストに維持しています。

しかし、重篤な病気や寝たきりになったり、舌の動きが極度に低下したり、あるいは舌の機能が低下して、長い間、動かさなくなると、舌の表面には白く分厚い白苔が全面的に付着してきます（170ページの**写真5－C**）。

こうなると、もはや糸状乳頭が確認できなくなり、赤く点々と見えていた茸状乳頭も見えなくなります。このように白い分厚い舌苔には飲食物残渣や古くなった粘膜に微生物が固まった状態で堆積していき、病的な口臭を常に引き起こすようになっていきます。この状態では舌の活動が鈍り、口腔内の自浄性も維持できなくなる結果、口腔全体から口臭が起こるようになります。

高齢者や寝たきりの状態で口腔内機能が著しく低下している場合（ほとんど動かない状態）では唾液を誤嚥することから肺炎を引き起こしたりするので注意が必要です。

このようなケースでは、とりわけ介護が必要な場合は舌を傷つけないように設計された舌の清掃道具を使用して、舌の上の堆積物（舌苔）を対症療法的に取り除くことが有効です。

また殺菌性の強い薬用・医薬部外品などの洗口液の併用も有効です。病的な粘膜疾患でカンジタに代表される真菌性の粘膜疾患がある場合は、局所的にまたは全体的にレース状に白い皮膜のように付着したりする場合があります。

病的な場合は粘膜の痛みなどの口腔内の症状を伴い、強い病的口臭が発生しますので、身近な人からも口臭を常時指摘されるようになります。そのような場合は口腔外科や耳鼻咽喉科などを受診して治療する必要があるでしょう。

健常者でも、その時のコンディションによって、このような白い分厚い舌苔が一時的に観察されることがあります。持続的なストレスがかかって無口な状態が継続し、普段の生活でもほとんど舌が動いていない状態が続いている場合に起こります。

解決策としては、常に意識的に舌を動かすことが重要で、意識して咀嚼《そしゃく》回数を増やしたり、舌の運動などを定期的に行なったりすることが有効です。舌の血行を促進し、舌がよく動くことで舌の自浄性が向上して徐々に健康な舌に戻ります。

口臭を防ぐ舌のトレーニングがある

次に紹介する「舌のトレーニング」も有効です。

人前で口腔生理機能をうまくコントロールできない人や、長年口臭で悩み、無口で無表情、うつむいて生活していた人(＝会話のたびに臭くなります)、思春期の口腔内の成長が盛んな時、あるいは引きこもりなどで、長い間、人との接触を断ち、喋ったり笑ったりすることのなかったような人の場合、病気がなくても舌表面に白く分厚い白苔が付着します。長い間、舌が動いていなかったためです。

この状態が長く続くと口腔内の様々な筋力が低下し、口腔生理機能自体が低下することがあります。したがって基本的な口腔機能を維持するために必要な筋肉の運動機能を鍛えるために行ないます。

【舌運動】（写真5－3）

顔をやや上に向けて（45度くらい）、人差し指と中指を重ねて縦にして入る程度（約3cm）開いたまま、舌を「上前歯の裏」→「下前歯の裏」→「下右奥歯」→「下左奥歯」という順番で縦縦横横とリズミカルに動かします。この時、口が閉じかけてはいけません。あくまでも口を一定の距離を保ちながら開けて行なうことがポイントです。

【くいしばり運動】（写真5－4）

「イー」という感じで、思い切り唇の両端を引っ張る感

写真 5-3　舌運動

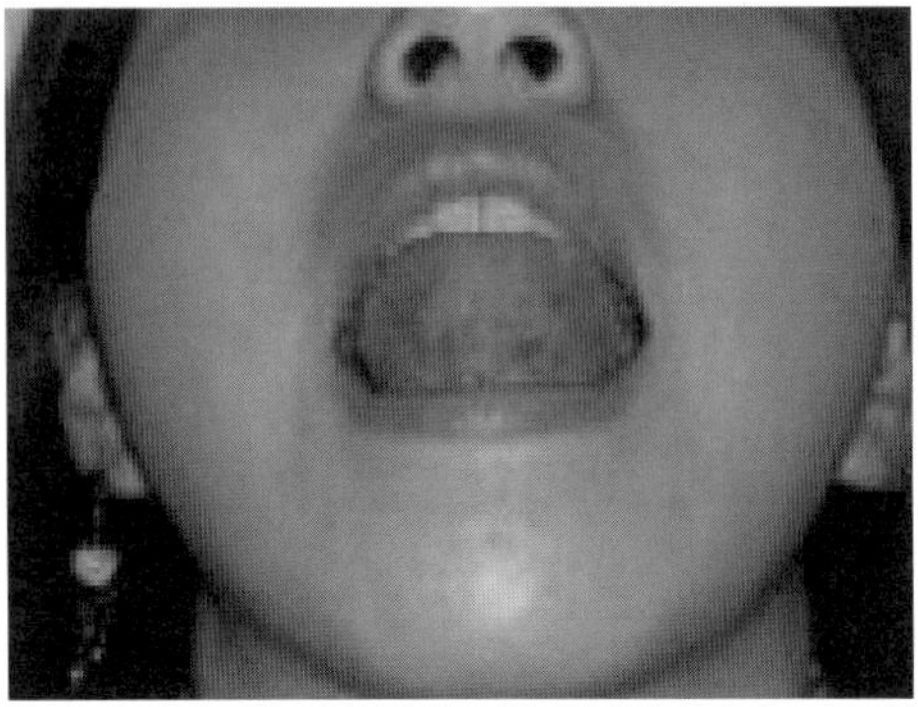

写真 5-4　くいしばり運動

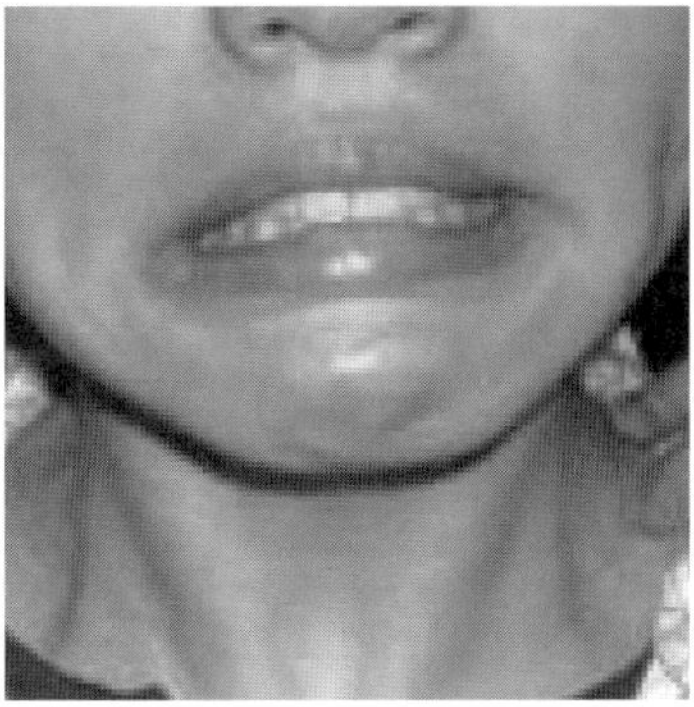

写真 5-5　ひょっとこ運動

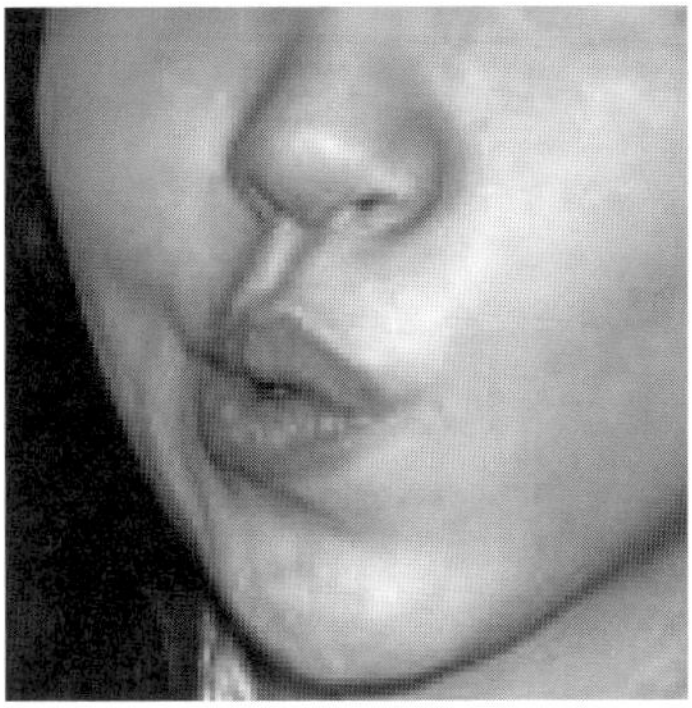

じでくいしばります。首に何本もの筋肉の走行が明瞭に見えるようにくいしばった後に、緊張を解き、緩め、再びくいしばります。これを繰り返します。

【ひょっとこ運動】（写真5−5）

まず鏡に向かい、思い切りキスするような感じで、くちばしのように口をとがらせて踏ん張ってください。

そして、そのまま上の唇と下の唇が同時にきれいに曲がっていくように、右にひょっとこのように曲げ、次に左側に曲げます。この時、下唇はよく曲がるのですが、上唇がついていけずに取り残されてしまい、形が崩れないようにしてください。

以上のトレーニングをそれぞれ3分間、合計9分間のトレーニングを1日3回くらいやります。

着色のある舌も簡単にきれいにできる

飲食後や喫煙後に、食べ物や飲み物の種類によっては170ページの**写真5－D**のように、しばらくの間、着色を認めることがあります。

とりわけ喫煙後によく見られます。タバコを吸っている間は口呼吸しながら吸うために乾燥が起こるからです。タバコにはタールが含まれており、喫煙によって乾燥した舌表面に付着すると取り除くことが難しく、長く残ることになります。またタバコの場合は唾液の流れが止まり乾燥が続くので、最初は煙のにおい、やがては焦げ臭いにおいが口臭として発生します。

もともと口臭がある場合は、これと混じり合って、とても不快な口臭になってしまいます。

タバコを吸う人は、時々舌の状態をチェックして、タールが付着している場合はすぐにガムを噛むとかタブレットを舌の上で溶かすなど、タバコを吸った直後の対応が重要になります。

飲料で、長い間、舌の上に停滞して着色を起こしやすいものの一つがコーヒーです。また乳飲料も残りやすいので注意が必要です。

舌の着色を防ぐには、飲食後や喫煙の直後に舌をきれいにすることが大事で、私はガムを噛むことをお勧めしています。ガムを噛めば舌がよく動き、唾液がたくさん出るため着色を防ぐことが可能になります。ガムがない場合は、水を少し含み、舌を口の中でよく動かして着色を水に溶かして飲み込むようにします。

飲み込む瞬間に味や臭気を感じるはずで、臭気や味がなくなるまで行なうと舌がきれいになり、乾燥を防ぐことができます（これを私は「水によるお口直し」と呼び奨励しています）。また、タブレットを舐めることにも同様の効果があります。

舌をきれいにしておくことは口腔内環境をよくする意味からも重要ですが、あくまでも機能的に安全に行なうことが重要です。

食後は食べたものが舌表面に残りやすいので、食後すぐに水を口に含み、口の天井を上手に使ってゴシゴシして、味や臭気がなくなるまで数回清掃してください。その水は飲んでもかまいません。ここでも「お口直し」です。

水によるお口直しをすると舌の血行がよくなり、舌の運動にもなり、さらに直後から新鮮で自浄性や殺菌性に富む唾液が出てきます。こうすれば舌表面を傷つけることもなく、安全に過剰な舌苔を付着させなくてすみます。じつは人以外の動物では普通にやっていることです（赤ちゃんにはその名残があります）。

舌の周辺に歯型やひだができている場合の注意点

舌の周囲に「ひだ」のように見えるのは、周囲の歯型がついたものです（170ページの**写真5－E**）。多くは、TCH（Tooth Contacting Habit）というくいしばりの癖のある人に見られたりします。

歯列不正や噛合せが悪い人によく起こりますが、口臭症で受診する人にも多く見られます。その原因のほとんどは不安の持続による緊張のために口腔内の舌や咀嚼筋群も緊張し、慢性的なくいしばりが起きていることです。

次の二つの図（**図5－1・2**）は、口腔の縦断面を表したものです。

口臭が起こりにくい安静位は、通常、**図5－1**のように舌の表面と口の天井（軟口蓋《なんこうがい》）との間に充分なスペース（安静位空隙《あんせいいくうげき》）があります。このスペースは生理的口臭を引き起こさないための重要な役割を担っています。

このスペースがあることで、たとえ口を閉じていたとしても充分に舌が動き、飲み込むこと（嚥下）ができるようになります。この状態の時は上下の奥歯は強く接触せず隙間が発生します。非常に楽な状態です。

新鮮な唾液の流れがある場合は、常に舌の上は清掃され、口腔内の常在細菌は常に洗い流されて、活動が抑制を受け、生理的口臭はほぼ無臭状態になります。

ところが身体的あるいは精神的なストレスを感じると無意識に奥歯を噛みしめ続けるようになります。口は真一文字にしっかりと閉じた状態（緊張位）になり、口の中では舌の上に確保されていた安静位空隙も消失し、舌表面と軟口蓋が密着した状態になります（**図5－2**）。この状態を1分以上続けると口腔内で作られた口腔内臭気は最高濃度に到達します。

したがって、通常の診察時に口腔内臭気ガスを測定するときは、わざわざこの「口を閉じた

図 5-1 口臭が起こりにくく、サラサラした唾液の流れが確保しやすい安静位

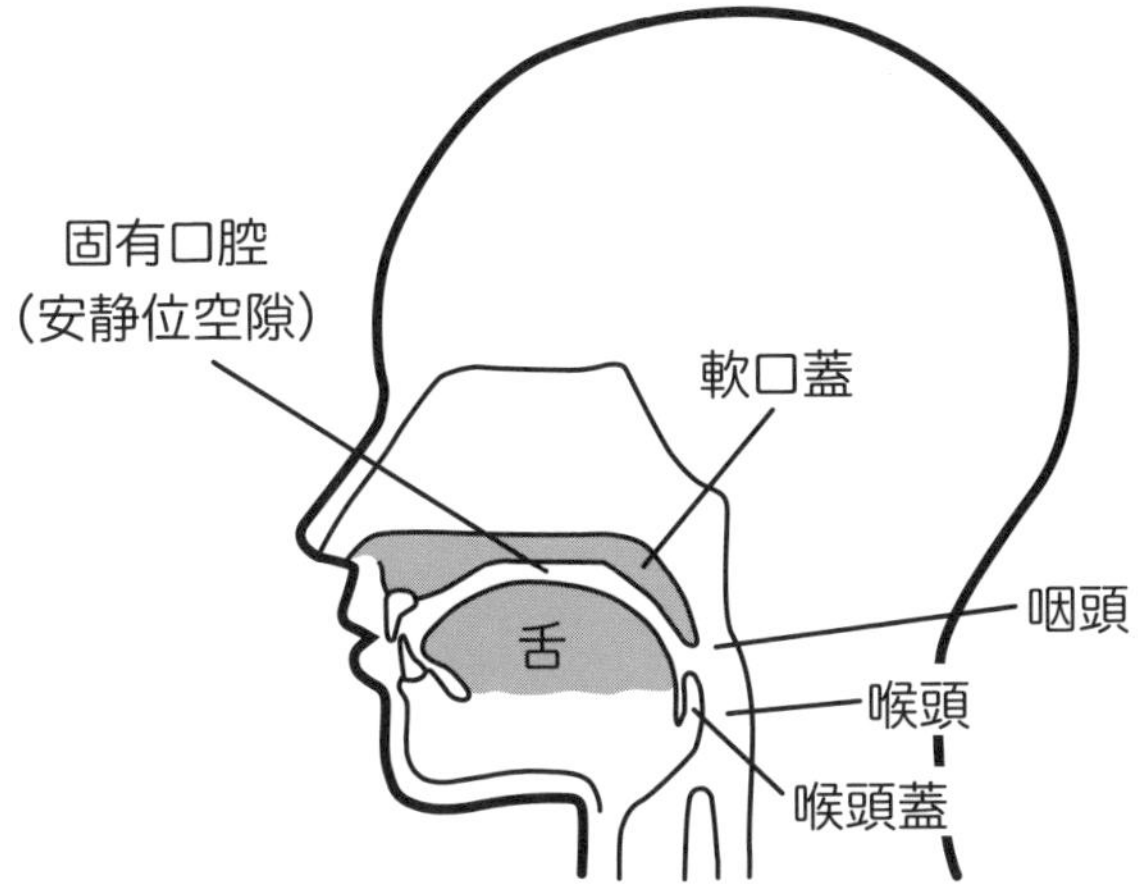

図 5-2 安静位空隙がなく、緊張時口臭を起こしやすい緊張位

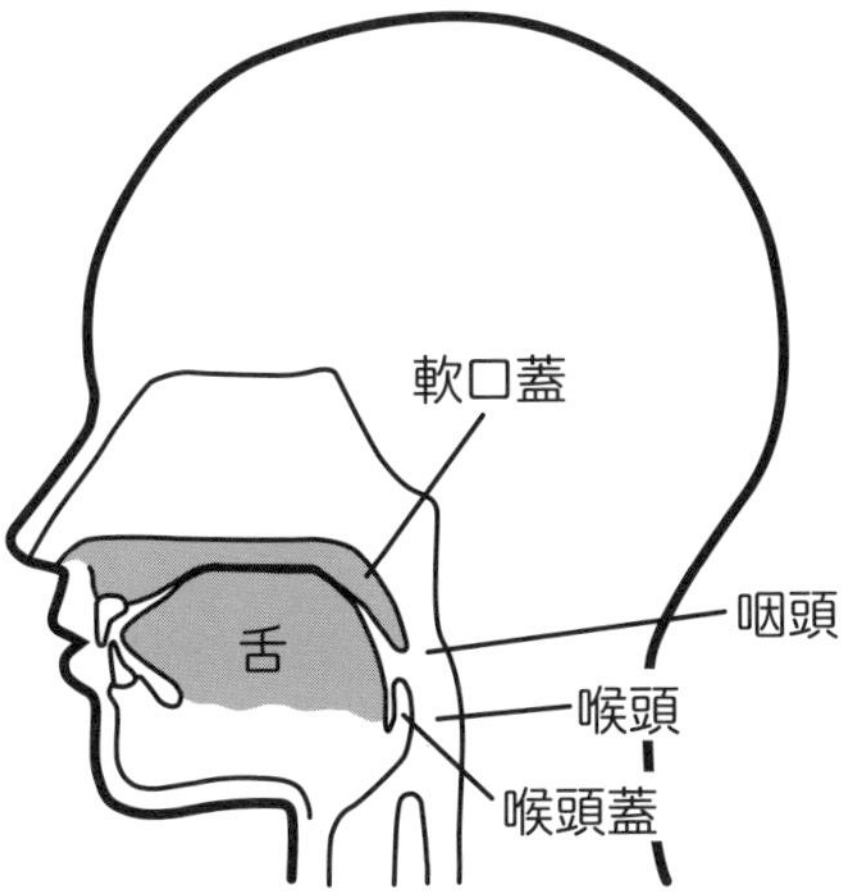

緊張した状態」にしてから口腔内ガス測定を行ないます。緊張して無口な状態が続く時は、このようなメカニズムで人に対して不快感を与えるほどの口臭を引き起こすのです。

緊張すれば、普段、口臭のない人にも起こる生理的口臭が発生し、「緊張時口臭」「ストレス性口臭」と言われたりします。そのような状態を長い間、続けている人の舌には舌表面の周辺に歯の圧痕《あっこん》が見られるようになります。

ストレス性（緊張時）口臭の解決法

口臭不安があると会話に自信がもてなくなります。その結果、学校や会社、電車などの人込みにいたり、話す相手との距離が近くなったりすると心理的な圧迫や不安に襲われ、その不安から「緊張時口臭」を引き起こします。

口臭不安が起こると口腔は緊張位になり、さらに継続すると舌の動きが停止してしまいます。サラサラした唾液の流れがなくなる結果、口腔内の自浄性が低下し、不快症状を感じ、口腔内ガス濃度が飽和状態になるために口臭を自覚して、ますます不安になっていきます。

当然、この状態で会話を始めると、距離によっては相手にもわかる不快な「生理的口臭」を発生させます。

このような場合に、どうすれば口臭を無臭化できるかについて具体的に説明します。

舌の動きは、普段、自律神経系の働きによってオートマチックにコントロールされています

図 5-3 口腔内緊張をセルフコントロールするための舌の位置

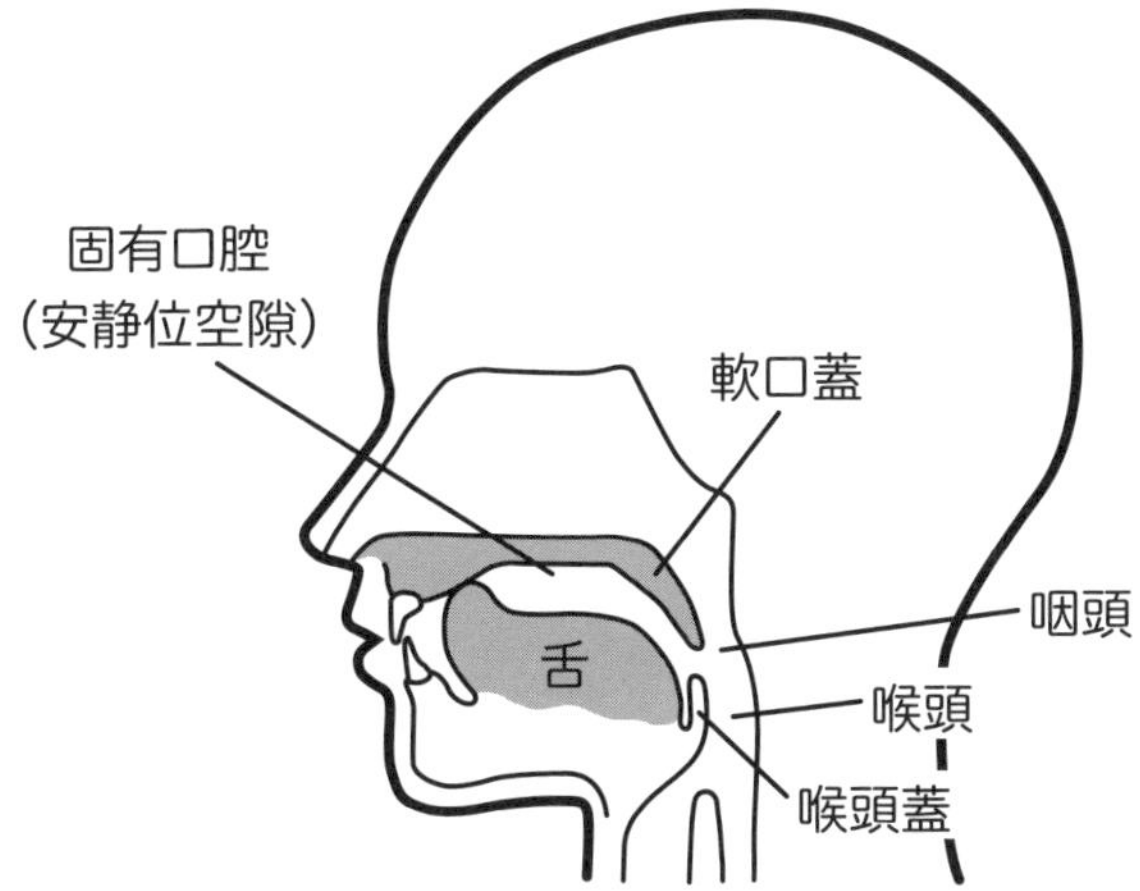

が、緊張すると、その動きは停止してしまいます。

通常、サラサラした唾液の流れは絶え間ない舌の微細な動きによって唾液腺から分泌され、順次飲み込むことで循環するようにできているのですが、それが停止してしまうのです。その結果、極端に口腔内の自浄性が悪化していきます。

緊張が持続している間は口も閉じ続けるために、口腔内に自然に発生した口臭ガスは濃縮されていき、自分自身でもにおいを感じるようになります。そして、無口な状態から話し始めた時の息はたいへん臭くなります。そうした場合には、口臭の起こりにくい安静位の状態に自力で戻す、つまり「緊張をセルフコントロール」すればいいのです。

これは難しいものではなく、**図5－3**のように、舌の先を口の中で少し曲げておくようにします。ちょうど「ら」と発音する時の舌の位置にします。こうすると自然に舌の上の隙間が確保できます。

また、舌の先を曲げ続けようとすると、どうしても舌は動き続けるようになります。その結果、唾液分泌が促進されると同時に、ある程度たまると自動的に飲み込み、飲み込んだ瞬間に再び唾液が分泌されるという新鮮な唾液の流れが確保できます。

口を閉じた状態で「ららら」と舌の先をタッピングさせると、さらに唾液の流れは促進されます。

唾液をコントロールする「スマイル法」

唾液の流れをよくするための方法の一つに「スマイル法」があります。

①2〜3回、口をパクパクさせる（自然排気）
②唇を尖らせる（キスするみたいに……緊張緩和の準備）
③思い切り「イー」とする（スマイルの口を作る）
④その状態で、舌の先を上下して、唾液をくみ出す
⑤①〜④までを繰り返す。唾液が出ない時は水を含む
⑥たまった唾液で舌を口の天井でゴシゴシして飲み干す

⑦ 舌の不快な味が消えるまで①〜⑥を続ける
⑧ その後①〜④までを行ない、口腔内を潤す
⑨ スマイル状態の維持

簡単に口腔内緊張をコントロールできる「ガム法」

ガムをボールのように丸めたまま、噛まずに舌の上に常においておく方法もあります。「ガムのボール」を噛まない限りは異物として認識されるため、反射的に吐き捨てようとして、水のような唾液が分泌され（異物反射）、舌は活発に動き、飲み込んで排除しようとするので、たまった唾液を飲み込むといいのです。

舌の裏側には、舌下腺《ぜっかせん》、顎下腺《がくかせん》の開口部があり、舌が動くことで唾液が活発に分泌されるようになります。ある程度、唾液がたまると反射的に飲み込み、飲み込むと同時に舌の裏から新鮮な唾液が分泌されます。この分泌・飲み込みの連動した機能によって、新鮮な唾液が口腔内に循環するようになります。

こうして口の緊張がなくなると同時に無臭になります。この時の注意点はガムのボールを噛まないようにすることです。なぜなら、会話する時は瞬時に上の奥歯と頬の間に挟む必要があるからです。話をしていない時は舌の上に、異物と認識したガムのボールを常においておきます。

会話するときは、舌の上にあったガムのボールを瞬時に上の奥歯と頬の間に挟めば、耳下腺《じかせん》が刺激を受け、会話中は頬の筋肉も動くために、その刺激によって耳下腺からサラサラとした唾液が常に流れるようになります。ガムを噛まなければ口の中にガムのボールがあることもガムを挟みながら喋っていることも相手に気づかれることはありません（図5－4・5）。

ガム法の特徴は唾液の分泌の反射を利用していることです。

ここで、ガム法の長所について見てみましょう。

●飲食後の口腔内のpHコントロールが素早くできる

毎食後にガムを噛むと、ガムを噛むことによって大量の唾液が分泌されます。食後は口腔内の細菌がほとんど活動していません。酸性化を引き起こし、口臭や虫歯の原因となる舌の上や頬に挟まった飲食物残渣をガムにより素早く完璧に取り除くことが重要です。食後にガムを噛むことでこの目的はすぐに達成されます。

また、ガムが口の中に入れっぱなしであるために、途中でコーヒーや乳飲料などを飲んだ後も素早く口腔内の清潔保持や自浄性を向上させ、常に新鮮な唾液の流れを確保するように働くため、pHも安定するようになります。

●舌苔がつかなくなり舌の血行が良くなる

話をしない間も舌の上でガムのボールが常に動き、その動きにつれて舌の血行が促進され、

図 5-4 話をしていないときのガムのボールの位置

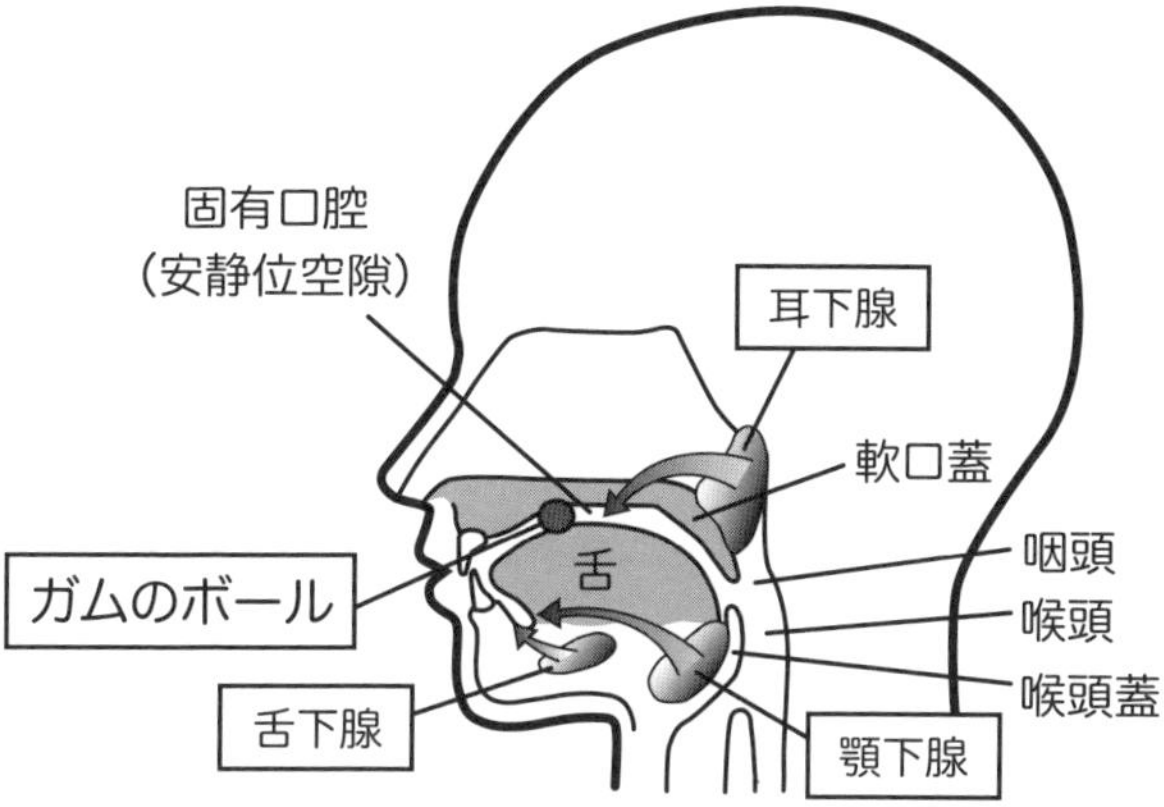

顎下腺と舌下腺から唾液が分泌される

図 5-5 話をしているときの口の中のようす

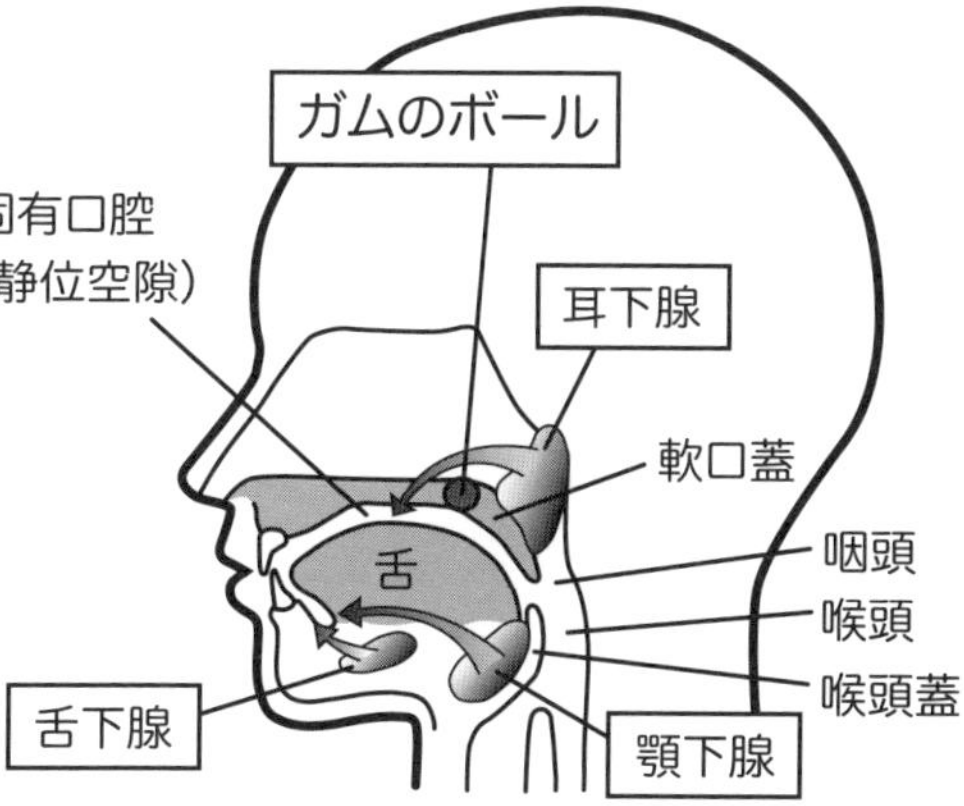

会話中は耳下腺から唾液が分泌され続ける（ガムのボールは上の奥歯と頬の間に挟み込む）

舌がきれいになります。また、舌表面への飲食物残渣や、喫煙後のタールの付着なども除去されます。

●口呼吸ができなくなり口腔内乾燥が起こらなくなる

口臭を引き起こす最大の原因として、口腔内の環境をベストにする唾液の欠乏、すなわち口腔内乾燥があります。その口腔内乾燥を引き起こす最大の要因として口呼吸があります。

会話中は必ず口呼吸ですが、会話していない時に口呼吸の習慣がある人は口臭のリスクが非常に高くなるだけでなく歯周病や喉の疾患、アレルギーなどのリスクも高くなります。

会話をしない時は舌の上にガムのボールがあるので、脳は異物と認識して吐き出そうとするため唾液をどんどん出し、さらに舌は常に動くため、たまった唾液をどんどん飲み込みます。口の状態はちょうど、食事をしている時と同じ状態になります。つまり舌の上にガムがある限り、口で呼吸することが不可能になります。

その結果、口呼吸の習慣がある人も意識せずに口呼吸を防止できるのです。同時に生理的口臭や様々な病気の引き金になる口腔内乾燥も防ぐことができるようになります。

●唾液の流れが確保できれば口腔内乾燥がなくなり不快な感覚も起こらない

唾液の流れが自動的に維持できるようになれば、唾液の停滞の結果として起こる「ネバネバ」

した感じや「カラカラ」した感じ、また「酸っぱい」「苦い」などの不快な味覚を感じることはなくなります。

●舌磨きをしなくても舌の清潔が保持される

常に丸いガムのボールが舌の上にあり、無意識に舌が動きつつ舌の上を移動し続けるので、舌磨きをしなくても舌表面を傷つけることなく舌はきれいになっていきます。

耳鼻咽喉科的要因の口臭を検証する

通常は舌の奥の動きや唾液の流れによって浄化され、きれいになっているはずの舌の奥や喉ですが、病的な場合つまり慢性的な喉のアレルギーや疾患、鼻炎などがあると、咽頭付近の上から流れてくるネバネバした鼻汁や痰などの炎症産物が舌の奥に停滞してしまい、喉の奥のほうから膿のような臭気を自覚するとともに口臭が起こりやすくなります。このような病的な場合は耳鼻科の治療が必要になります（170ページの**写真5－F**）。

しかし、耳鼻科的な疾患のない健康な人でも、時々そのような状態になることがあります。多くは口の奥の部分の緊張のために舌の奥の部分の動きが停滞している場合に起こります。

この場合、新鮮な唾液を飲み込む動作がギクシャクして、舌の奥の部分の自浄性の低下が起こっています。

生理的な耳鼻科領域の炎症産物を唾液の流れによって洗い流す自浄作用が低下することになり、舌の奥の部分にネバネバとした炎症産物が停滞する結果、臭気の発生源になります。その場合、口臭は自覚しやすく、患者には「喉臭（喉からの悪臭）」として認識されます。

これは、普段は無意識に行なわれている飲み込む（嚥下）機能が、極度の不安やストレスによってうまくいかなくなっているケースです。

普段、私たちは舌の裏側にある導管《どうかん》から唾液を分泌させ、舌の前後の無意識の動きの連鎖によって唾液を飲み込むと同時に新鮮な唾液を分泌します。この一連の動きを繰り返しながら新鮮な唾液を口腔の前から出し、飲み込むことで口の後ろや喉もクリーンに維持できています。

この一連の動作は、嚥下と言われ、次のような舌の動きが絶え間なく繰り返されています（図5-6）。

まず、唾液が分泌されると舌の上にたまり、飲み込む準備をします（❶準備期）。

次に、舌全体に上向きに力がかかり、口にたまった唾液は喉の奥のほうに送られていきます（❷口腔期）。そして、喉の奥に到達すると、舌の奥の部分の筋肉が口の天井（軟口蓋）の奥に接触しながら咽頭に向かって挟み込むような動きをして咽頭部に送り出します（❸咽頭期）。

咽頭部分は、気管と胃への分岐部分では呑み込んだ唾液が気管のほうに行かないように喉頭蓋が気管に蓋をして唾液を胃に送ります（❹食道期）。この時、気管に蓋をする前に飲み込んでしまうと一部分が気管に流れ込んでしまいます。そうなると激しく咳き込み、これを吐き出

図 5-6 嚥下の仕組み

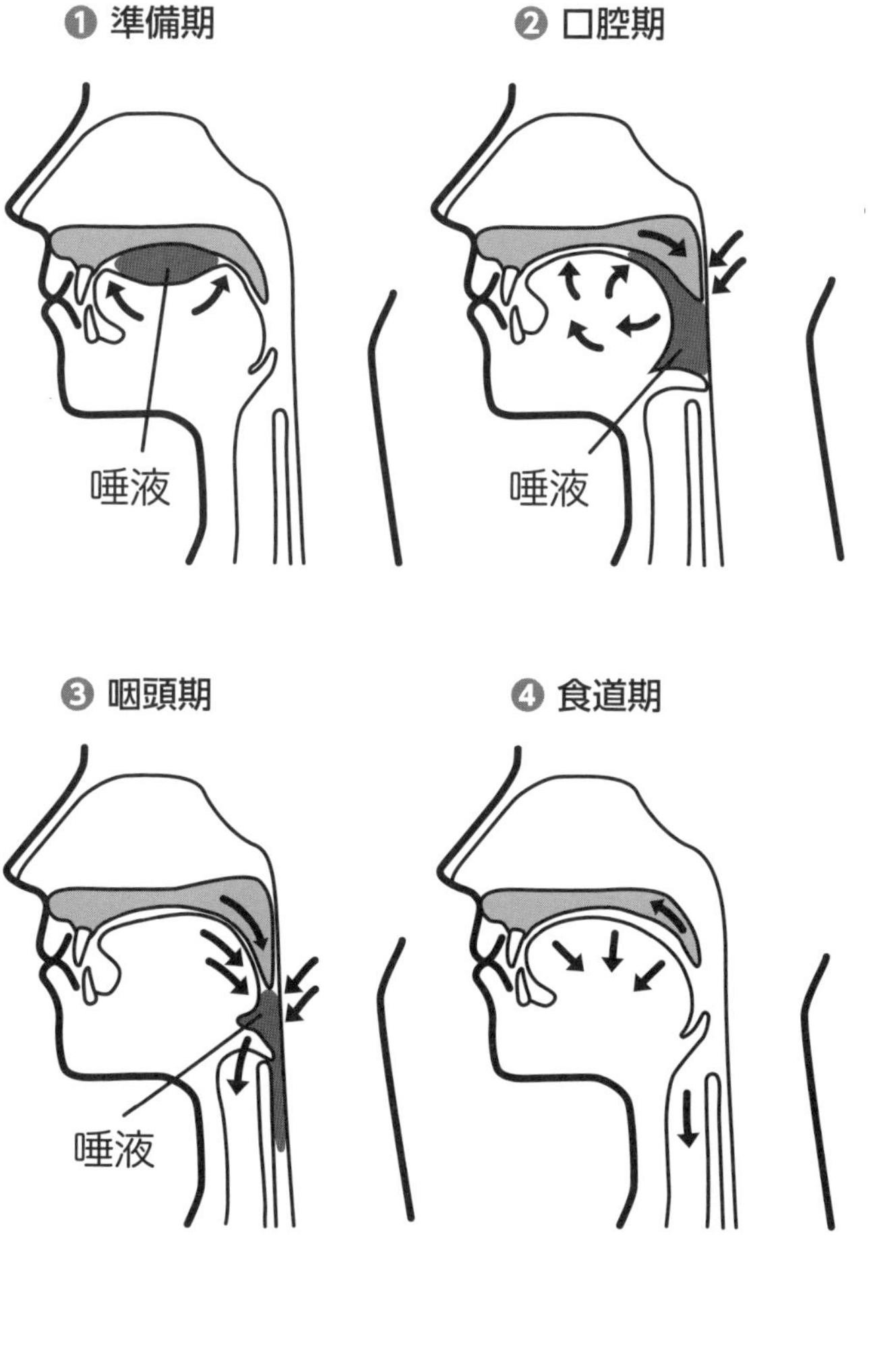

そうとします。

この4つの動きが絶え間なく連動して、唾液は分泌と嚥下を絶え間なく繰り返し、口や咽頭部分を流れ、浄化し続けているのです。

ところが緊張してしまうと舌の筋肉がスムーズに動かなくなり、舌全体が動かなくなります。舌の位置がこの嚥下の❸咽頭期のままで舌が停止する状態が続くと、舌の奥にネバネバとした炎症産物が付着しやすくなります。この状態になると嚥下もスムーズに行なえなくなり唾液も飲み込みにくくなります。いわゆる「固唾《かたず》を飲む」状態になってしまいます。どうにかして唾液を飲み込むと、そのたびに喉の奥に蓄積していたガスが逆流し、喉の奥からの臭気が強いと感じるようになります。

喉の奥の緊張に対するセルフコントロール法

喉の奥の緊張を感じたり、喉からの臭気や鼻臭を感じたりした場合は、次のようにして人知れずセルフコントロールすればいいでしょう。

①口を自然状態で保ち、舌の先を曲げて、舌の先が口の天井に触れる状態を作る。

②舌の先を天井につけたまま、のどちんこ（軟口蓋垂）に届くように（実際には届かない）できる限り喉のほうに曲げていく（この状態で、舌の奥は沈下が起こり、開放されます）。

図 5-7　喉の奥の緊張のセルフコントロール方法

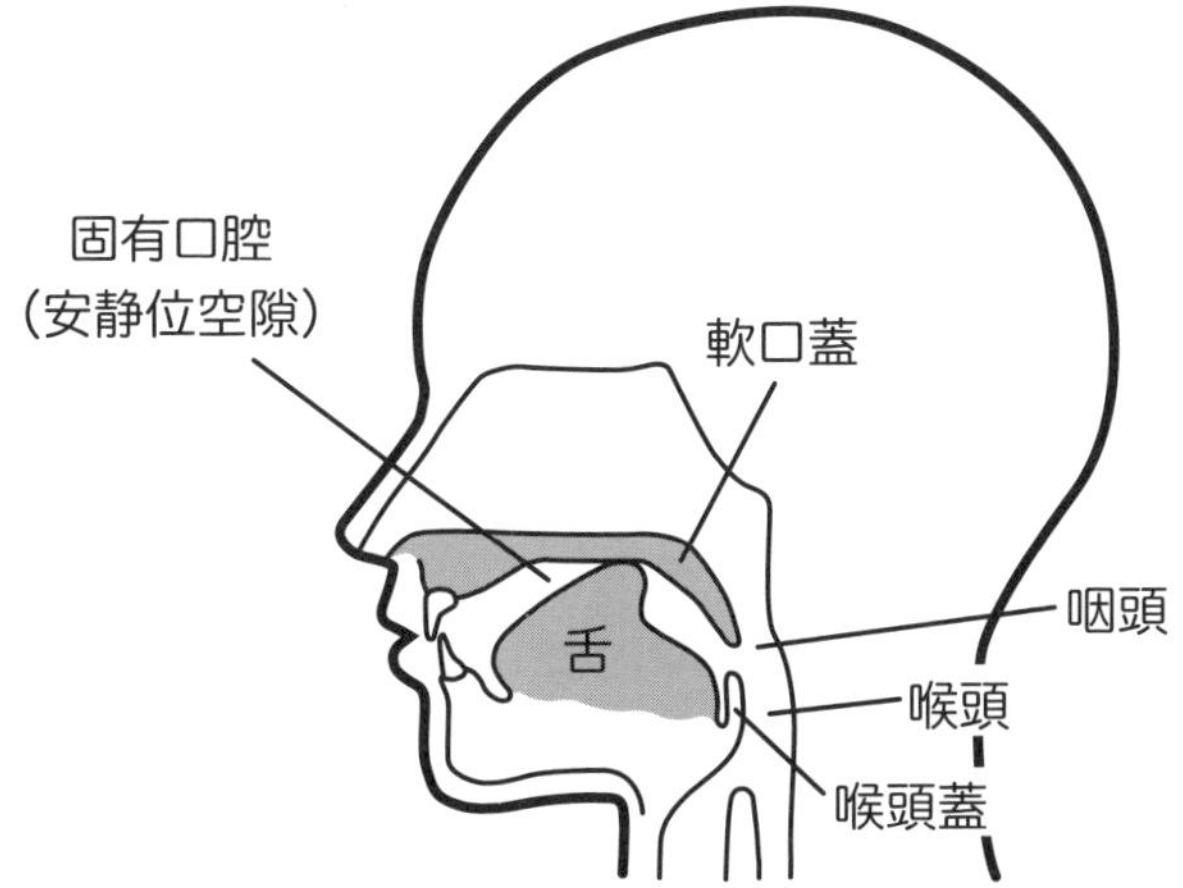

③図5−7のように、思い切り舌の先を喉の奥のほうに屈曲させた状態を少しの間、維持する。
④次に、舌の先を元の位置に戻す。
⑤①〜④を繰り返す。
⑥もし可能であれば、水を口に含み、上を向いて音を立ててガラガラとうがいする。
⑦仕上げに水をいっぱい飲む。
⑧さらに、舌の動きが良くなれば、舌を時々後ろに曲げる運動を繰り返す。

起床直後と飲食後の口臭の原因

起床直後や飲食後の口臭は、睡眠や飲食に伴う口の中の環境の変化に伴い、口腔内細菌の活動状況によって起こります。

口臭を引き起こす原因となるガスには、呼気ガスと口腔内由来のガスがありますが、原因となる大半は口腔内由来ガスです。口腔内由来ガスはすべて口腔内の嫌気性菌によって作り出されます。

通常、口腔内には常在細菌としての嫌気性菌も存在します。普段は休止状態ですが、口腔内の生理的な環境が変化することによって嫌気性菌は活発に活動し、口臭ガスを引き起こすと考えられます。したがって、次のような口腔内ケアを行なうといいでしょう。

口腔内ケアは、口腔内の細菌の塊である歯垢が最も多く存在する起床直後のプラーク（歯垢）コントロールと、日中は飲食のたびに起こる口腔内の酸性化を中和するpHコントロールの二つの目的のために行ないます。

歯磨きで細菌の集合体（歯垢）をコントロール

通常、口腔内細菌は睡眠中の唾液分泌が低下している時のみ増殖し、起床直後には細菌の集合体としての歯垢が最も多く存在します。また、起床直後の唾液にはひと晩かけて増殖した細菌が作り出す、骨を溶かし粘膜を破壊する内毒素の濃度が最も高く、口臭も一日の中で最大になります。

起床直後に、まず唾液を吐き捨て、歯垢を除去するためにブラッシングを行なうことは口腔内の細菌をコントロールするうえで、また起床時口臭を抑制するうえでも欠くことのできない基本的な重要事項になります。結果として歯周病など他の疾患も予防できます。

起床後、生活活動が始まると安静時唾液が確保されるようになり、口腔内の恒常性が維持されるので口腔内細菌は活動しなくなります。

ただし、普段、口腔内は中性に維持されていますが飲食後は一時的に酸性に傾き、虫歯になりやすく口臭が起こりやすくなります。飲食後には唾液の酸性化に対応していくことが虫歯予防と飲食後の口臭の抑制には不可欠です。

「お口直し」の習慣がポイント

食事中や食後は唾液分泌量が最も多くなり、咀嚼《そしゃく》によって飲み込み続ける結果、細菌数は最も少なくなり、活動も抑えられるために、普段、口臭のきつい人でも口臭は消失しています。

飲食などによって水以外のもの（お茶やジュース類）を口にした後、飲食物残渣が口の中に残ったままになっていると口腔内のpH環境は酸性に傾き、虫歯にもなりやすく、酸っぱい臭気がするようになります。

したがって、飲食後は口に水を含み、よくうがいするなどして飲食物残渣を残さないようにすることが重要です。

とりわけ飲食物残渣は舌表面に残りやすいので、飲食の直後に水を含み、口の中で舌をよく動かして、表面の飲食物残渣を完全に取り除いた後に飲み込んでください。飲み込む瞬間に感じる味や臭気がなくなるまで繰り返すといいでしょう。

飲食後に水を口に含んで洗いながら飲み干す習慣は「お口直し」と言われて、古くから行なわれてきた方法です。茶道や僧侶、日本食の作法として現在も受け継がれています。

飲み込むことが汚いと考える人がいますが、食べたすぐ後ですし、自分の口の中ですから汚くはありません。むしろ放置したままにしていると、舌の上に残った飲食物残渣は唾液の酵素や口腔内の細菌によって分解され、腐敗してしまうので却って汚くなります。

食後に歯を磨くと、歯の表面を磨いた後に水で数回うがいをします。しかし、うがいくらいでは舌の上の残渣は取り除けないばかりか、うがい後は残っている飲食物残渣が唾液によって分解されて酸性になる一方で、中性に戻す働きを行なう唾液がうがいにより流されて少なくなるので、却ってうがい後のほうが酸性化は起こりやすく、口臭もひどくなり、虫歯になるリスクも高まります。

飲食の後にガムを噛むことやタブレットを舐めることは、舌の上の飲食物残渣を充分取り除き、かつ口腔内の恒常性を維持する唾液の確保につながるので口臭抑制効果は大きくなります。

牛乳やヨーグルトなどのように硫黄を含む乳飲料は舌の上に残りやすく、放置すれば硫黄臭を発生させるので、これらの乳製品を飲んだ後や糖分を含む飲料、舌の上に粉状に残りやすい食べ物を食べた後も同じ方法で「お口直し」をすることが有効です。

水以外が口に入った場合（飲食や喫煙後）、水があれば必ず「お口直し」を行ない、さらにガムなどを噛むようにすれば完璧に口臭を抑制できるばかりか虫歯の予防にもなります。

空腹時口臭への対応方法とは

空腹時は血糖値が低下して脂肪代謝が起こるため、呼気にアセトンなどの代謝産物が吐き出され、口臭が発生します。それを防ぐためには基本的に過剰な空腹を避けることが重要です。また空腹時はサラサラしていた唾液がネバネバとした唾液に代わるために、口腔内からも口臭が起こりやすくなります。

朝食を抜く人が多い昨今ですが、昼前に空腹のあまり空腹時口臭を引き起こしやすくなるので、必ず朝食をとるようにするといいでしょう。

寝起きに食欲のない人や、ゆっくり朝食をとる時間がない人の場合は、糖分の多いスィートな朝食を心がけるといいと思います。

基本的には、規則正しい食生活習慣を維持することと、空腹を感じたら少し甘目のおやつを口にするといいでしょう。

最近、糖質制限のダイエットなどが流行していますが、極端な糖質制限は、同じ理由で空腹時口臭を引き起こしやすくなるのでダイエットをするにも要注意です。

＊

ちょっとした工夫やトレーニングで口臭は予防できることが、おわかりいただけたことでしょう。あなたも、ぜひ「習慣」にしてください。

口臭に関するQ＆A

口臭に関する様々な疑問や日常での対応方法について、患者さんから歯科医に寄せられる「よくある質問」に答えるかたちで解説していきます。

Q：親の口臭は子供に遺伝するの？

A：遺伝子に口臭を発生させる部分はありません

Dr・HONDAの解説

口臭は生きている限り身体の生活反応の結果として起こるもので体臭などと同じです。遺伝子に口臭を発生させる部分があるわけではありません。

しかし現実には口臭は家族的に起こる場合があります。その場合は家族的に遺伝子に依存した病気を抱えている場合、つまり遺伝性疾患による「病的口臭」は共通した病的口臭を引き起こします。

また生理的口臭の場合は、家族に共通した食生活習慣や生活習慣、オーラルケア習慣、さらには遺伝的な骨格の類似、体質の継承などによって家族で共通する場合があります。

Q：職場に口臭のひどい人がいます。指摘したいのですが、どう伝えたらいいでしょうか？

A：家族が伝えてあげるのが理想です

Dr・HONDAの解説

ひどい口臭がある人ほど自分に口臭があることを自覚できません。ひどい口臭の場合は間違いなく病気の症状として発生する病的口臭ですから病気の治療が必要になります（例：重度の歯周病・糖尿病などの代謝疾患・悪性腫瘍など）。

他人の口臭を指摘することは、相手によっては難しい場合もあります。ただ、質問のようなケースでは、職場だけでなく家庭においても常に不快な口臭があるはずですから、気がついた家族が指摘をしてあげることが重要です。やはり他人からは伝えにくいでしょう。

しばしば家族が指摘しても本人には自覚がないために気にしない人もいます。その場合は何回も指摘すると同時に「病気かもしれない」ということも伝える必要があります。

病的口臭の場合で最も多いケースは歯周病です。歯周病は末期になるまで自覚症状がないために本人は歯医者に行って治そうと思いません。口臭を指摘したうえで最寄りの歯科医院を受診することをアドバイスしてください。

少なくとも病気の口臭の場合は、歯科医院に行けば口臭測定を行なわなくても口臭がひどいことがわかります。もしも口臭の原因が歯周病などの歯科疾患ではないという場合も、原因となっている病気の可能性や病気の口臭について、ほとんどの歯科医は知識があるので適切なアドバイスをもらえます。

なお、指摘後、病気の治療が進むにつれて口臭は改善していきます。口臭を指摘した以上、口臭が改善された場合は「口臭が改善されたこと」も伝えるといいでしょう。

人によっては、たとえ自覚のない病的口臭でも心理的に落ち込み、病的口臭がなくなった後でも「まだ口臭があるのではないか?」と不安に思うことがあり、それを避けるためです。なかには、指摘されたことをきっかけに、必要以上に口臭について悩む「口臭症」に陥ることも防ぐ必要があります。

ただ、家族全員が病的口臭をもっている場合は、家族も共通した臭気に慣れているためにわからないこともあるので、その役割は身近な友人が担う必要もあるでしょう。

Q：毎食後、口臭が気になります。食べ物のにおいを消す方法はありますか？口臭予防に効果のある食べ物はありますか？

A：「お口直し」がお勧めです。食べ物については具体的な食材で説明しましょう

Dr・HONDAの解説

食後は飲食物残渣が舌の上に残りやすく、食後の唾液の量や唾液自体の緩衝能力（中和能力）次第では口臭を引き起こしやすくなります。

もちろん、水によるお口直しや、ガムを噛んだり、タブレットを口に含んだりしてケアできる場合はいいのですが、必ずしもできるとは限りません。また、食事の内容によっては口臭を引き起こしやすい場合もあります。

ただ多くの場合、食材の中に臭気を緩和する添え物があったりします。それを上手に利用することで、においを消すことが可能です。そのいくつかをご紹介しましょう。

パセリ……パセリの消臭力は非常に大きいものです。料理に彩りを添えるだけでなく、食後にパセリを食べることで消臭できます。パセリには独特の風味がありますが、その風味はピネン、アピオールという揮発性の精油成分です。この成分は殺菌性に富み、整腸作用が知られており、消化を助ける効果があります。また、噛み砕くことで葉緑素に含まれる銅クロロフィルが臭気ガスそのものに結合し、消臭効果を発揮します。

パイナップル・キウイフルーツ・イチジク・パパイヤ……パイナップルのブロメライン、キウイフルーツのアクチニジン、イチジクのフィシン、パパイヤのパパインなど、これらのフルーツにはタンパク質分解酵素（システインプロテアーゼ）が含まれています。

この酵素は、口臭の原因となる硫黄成分を含むタンパク質を分解します。したがって、食後、少量を口に含み、舌の上を掃除するような要領で食べると生臭い臭気が消えます。ただし、やりすぎると舌粘膜も細胞も破壊を受け、味覚細胞が損傷するとピリピリすることがあるので要注意です。

また、これらのフルーツに含まれるタンパク分解酵素は熱に弱いため60度以上の熱が加わるとタンパク質分解酵素の効果がなくなります。つまり、生で食べた時のみ有効で、缶詰や熱処理された加工品の場合は効果がありません。

緑茶・ウーロン茶・紅茶……これらの飲料には茶カテキンに代表される殺菌性に富むポリフェノールや葉緑素が含まれています。ポリフェノールの殺菌作用と、葉緑素の消臭性のダブル効果で一時的に飲食後の口臭を抑制することができます。緑茶やウーロン茶、紅茶などは飲食後に口の中にためるようにして舌を洗いつつ飲むようにすると効果的です。

それぞれの葉のひとかけらを口に入れて、充分に噛み砕いて食べてしまうことにも効果があります。さらに、それぞれの葉を、ガム法に準じて噛まずに口に入れ続けておくことも効果があります。

柿・リンゴ・ブドウの皮……これらのフルーツの皮には大量のポリフェノールが含まれています。ポリフェノールの殺菌性によって一時的に口臭を抑制できます。

ポリフェノールは殺菌性に富みますが、大量に摂取すると味覚異常が起こり「渋く」感じます。

コンブなどの海藻類……コンブなどの海藻には数種類の葉緑素と唾液の保湿性を担っているヒアルロン酸によく似たアルギン酸が含まれるために保湿効果があります。葉緑素による消臭性と同時にアルギン酸による保湿効果によって口臭が抑制できます。海藻類にはうまみ成分としてのアミノ酸が含まれているため唾液分泌が促進されます。アルカリ性であるため飲食後の口腔内の酸性化もブロックできます。

ガム法に準じて「だし昆布」などのひとかけらを口の中に噛まないで保留しておくことで、唾液分泌を促進しつつ保湿できるので、緊張時口臭対策としても有効な方法です。

Q：小学生の子供をもつ母親です。
時々、子供の口臭が気になります。
親として何か教えてあげられることはありますか？

A：もちろん、あります。お母さんが気をつけることと子供に教えるべきことをご紹介しましょう

Dr・HONDAの解説

一般歯科的な問題がないのに起こる口臭の背景には、精神的不安と連動した口腔生理機能の不安定と抑制があります。その根底には口腔生理機能が充分に働いていないことや日常の食生活習慣の乱れが密接に関連しています。そして、そのほとんどは子供時代に基礎ができあがります。

最近、子供の口臭に悩む母親が目立ちます。ここでは、子供の口臭に悩む母親のための情報をご紹介します。子供が将来、口臭に悩まないための基礎的な能力を身につけさせるコツでもあります。

大阪小児歯科専門医臨床研究会で講演をした折に、とても有意義なことを聞きました。母親ではないという人も口臭治療と平行して、みずからの口腔生理機能について見直してみるといいでしょう。

以下は、兵庫県歯科医師会小児歯科医である徳永順一郎先生のお話です。日頃、私が患者さんに行なう指導とも共通しています。小児を対象とする口腔衛生指導ですが、その前に、お母さんがたの日頃のチェックをしてみましょう。母親の習慣は子供に伝えられます。

該当するものに「✓」してください

□ テレビを見ながら食事する習慣がある。
□ お茶を飲みながら食事する。
□ 食パンの耳は食べない。
□ キャベツよりもレタスが好き。
□ リンゴをまるかじりでは食べない（切って食べている）。
□ 野菜を毎食食べていない。
□ スナック菓子をよく食べる。
□ ガムは味がなくなると捨てる。
□ 一口噛むのは15回以下である。
□ ハンバーガーショップに月に3回以上は行く。

さて「✓」の数はいくつでしたか？
0〜2：合格……一生自分の歯で噛めるでしょう。
3〜5：頑張ろう……もう一息、目指せ、ヘルシーケア。
6〜10：残念……虫歯・歯周病に注意。

それでは、今後のために「噛む・10カ条＝口臭を引き起こさないための必要条件」をご紹介しましょう。

1 食事時間をたっぷりととる（ゆっくりと味わうこと）

2 食事中のお茶をやめる（流し込まない）

3 食事中のテレビはやめる（口腔生理機能が低下する）

4 食卓に一品は歯ごたえのある食べ物を（咀嚼機能を上げる＝30回以上の意識的な咀嚼を心がける）

5 洋食を少なく和食中心に（咀嚼力の向上とバランスのある食事）

6 野菜をどんどん食べる（胃・腸・口がきれいになっていく）

7 加工食品を控える（手作り料理がよい）

8 食べ物そのものの味を味わう（薄味がよい。噛めば噛むほど味が出る）

9 炒り豆やチューイングガム（シュガーレス）を噛んで訓練する（口腔生理機能の向上）

10 一粒のご飯には多くの汗が、魚や肉にもかつて生命があったことを教えて、一つ一つの食べ物に感謝の気持ちを教える（よく噛むことにつながる）

Q：高校2年の男子です。最近、口臭が気になりだしました。歯磨き以外に口臭をなくす方法はありますか？

A：規則正しい生活が口臭を予防します

Dr・HONDAの解説

中学生から高校生くらいの時期にかけて、個人差はありますが、急激な心身の発達に伴う思春期特有の口臭が発生します。ちょうどこの時期は、子供の身体つきから大人の身体つきや生理的機能へ変わっていく発育時期（第2次性徴期）です。

男子はひげが生えてきたり、声変わりしたり、夢精があったりします。女子では胸がふくらみ、生理が始まるなど、性的な発達がみられます。

精神的にも、大人としての恥じらいや協調性、自我が形成され始め、個性が完成されていきます。

口腔内では成人歯列が完成し、同時に口腔内微生物の種類や常在細菌叢も変わっていき、まったく異なるものに変化します。身体的な発達と生理的発達、性的発達とそれを支配する神経系の発達がしばしばアンバランスになり、加えてそれらを統合する神経系の未熟さから一時的にバランスを失い、不安定になり、様々な生理機能に一時的な不調を訴えることがあります（思春期自律神経失調症候群）。

体臭や足臭、頭臭、口臭等が、子供時代とは違った臭いを発散させます。個人差がありますが誰でも経験することです。

そうした時期に口臭を友人に指摘されたりすると、そのことが気になり、精神的ストレスを抱え、その精神的ストレスが、さらに様々な自律神経が支配する生理機能を阻害することになります。しかも、この頃は、人の口臭を、ふざけ半分で言ったりすることに何の悪気も感じなかったりします。そのあたりが精神的にも未熟な部分です。

この時代の思春期口臭では、時としてニラ臭い動物臭の口臭を感じることがあります。おそらく、血液中の成長ホルモンや性ホルモンの影響だと推定されます。これらの一時的な生理機能のアンバランスや一時的な体臭や口臭などの発現は、それぞれの発達が完成し、統合され、大人としての身体や機能が完成する18~20歳くらいに落ち着き、気にならなくなります。

生理機能のアンバランスは、生活の乱れ（夜更かしの習慣や朝食を抜くなどの食習慣）によって、さらに身体的ストレスを受け悪化していきます。

口臭の場合は、指摘などによって受けた精神的ショックを引きずると後々まで影響を受けることがあります。最近の若い人は歯列の不正や口輪筋の発達の未熟などから、口呼吸する人が増加しています。その結果、口腔内に乾燥が起き、続く喉の奥のリンパ組織も乾燥状態を起こし、免疫力の低下につながったり、過敏症を誘発したりします。慢性的な口腔内乾燥は口腔内の清潔が維持できないケースにもつながります。

また、免疫系の弱体化やコンビニ食の恒常的摂食習慣からアトピーや口腔および鼻腔粘膜が過敏な状態になっていることも多く、そのようなケースでは、舌苔の付着が慢性化し、口臭が発生しやすくなっています。さらに歯列不正などがあると歯垢の付着も多く、若年性の歯周炎も増加傾向にあります。これらは確実に口臭を引き起こします。

では、対策を「中高生へのアドバイス」としてまとめてみましょう。

1 まず、規則正しい生活と規則正しい食生活を心がけてください。

2 規則正しい睡眠をとりましょう。

3 パン食やコンビニ食、清涼飲料水を避けましょう。

4 「友だちもみんな、どこかに臭いところがあるものだ」と思うことです。それが普通で、「青春のにおい」です。

5 「そのうちにおさまる」と思いましょう。実際、おさまっていきます。

6 一度は歯医者に行ってみましょう。虫歯があれば、すべて治し、ついでに歯垢も取ってもらってください。

7 寝る前に歯を磨き、寝ている間に増えるであろう菌の数を減らしておきましょう。朝、起きたら、寝ている間に最大限に増えてしまった細菌を真っ先にかき出す意味で朝食前に歯を磨きましょう（そうでないと、たくさんの菌を食べていることになります……もっとも、胃に入ると殺菌されますが、起きてすぐ歯を磨いて、きれいさっぱりにすることは大切です）。

8 何か自分が夢中になれることを探しましょう。スポーツとか、友達を作るとか、彼女を作るとか、趣味をもつとか……（口臭と関係ないかもしれませんが、少なくとも悩む時間は少なくなります）。

9 よく喋る（最初は臭くてもいいと思うこと）、よく笑う、よく歌う、よく噛むなど、とにかく舌を使うこと。そうすると口臭がなくなります。「口臭を気にして避けていること」が、じつは口臭を少なくしていくことにつながるのです。

10 ガムを噛んだり、飴を舐めたりするのはほどほどに。悪くなることが多いうえに、ガムや飴は根本的解決にはならず、麻薬みたいなものだから中毒にならないように要注意。

11 和食をバカにしないこと。世界的にも和食はブームです。脂っこい物や、肉を避けて、和食に徹することがお勧め。和食のほうが洋食よりも口臭が起こりにくいので、肉より魚、パンより米。パンは唾液を失いおかずが限定されるのに対して、米は唾液が出るうえにおかずがいろいろ増えます。

12 口が変な臭いがすると思ったら、うがいはせずに水を飲むこと。

13 しっかり運動して、しっかり水を飲んで、たくさんおしっこを出して、臭いにおいを出してしまうこと。おしっこのにおいが薄くなるまでやってみるつもりで試してみましょう。

エピローグ

口臭症に陥らないために…

十数年前、偶然に出会った口臭で悩む人との治療経験が、後の口臭症治療につながり、生理的口臭で深刻に悩む人たちへの解決方法や治療方法につながっていきました。

もしも、あの時、口臭で悩むAさんに出会っていなければ。また、その時に「気にするほどでもない」と通り過ぎてしまっていたら、今日の私はありませんし、現在の治療方法も生まれていません。

「たかが口臭」でも口臭症の人にとっては、悩み続けている限り社会生活は苦痛となってしまい、普通の人にとってごく当たり前の、友達との楽しい会話や恋愛すらできなくなる現実に直面した時、私たちは口臭や口臭症の治療を行なう専門家として、決して患者を見捨ててはいけないし、患者さんと共に常に解決策を模索し続ける決意が必要と感じます。

口臭についての不安は、太古からある身近な問題にもかかわらず、医療としての取組みが始まったのはごく最近の話で、これからも患者に寄り添いながら、共に進化し続けなければいけないと思っています。

口臭症の治療をしていて、つくづく思うことは、口臭で悩む人に悪い人はいないことです。本当に愛おしくなるほど、周囲の迷惑を考える繊細な人たちが多いのです。自分のためではなく周囲の人のために悩み続ける病気というのは、おそらく口臭症以外にはないと思います。

人生において悩むことは多々ありますが、おそらく口臭で悩んでしまうと、あらゆる悩みのなかで最も長い悩みになってしまいます。

というのも、悩みの発端が中高生時代に起こる生理的口臭を家族や友人に指摘されたことが引き金になることが多いからです。多くの患者さんは「実年齢－（マイナス）15年」ほど悩むことになるからです。35歳なら20年、55歳なら40年間も悩み続けます。

しかし、日本で創設された口臭学会では、活発な研究や発表がなされており、海外からの関心も年々高まってきています。

近い将来、口臭からいろいろな病気が早期診断できたり、病気の治療の評価として活用されたり、口臭の無臭化技術は最新の歯科予防につながっていくことでしょう。

また「さわやか吐息」ではなく「どこまでも、いつまでも無臭の息」がオシャレとして認識される時代もくると思います。

私の口臭研究や治療経験のすべてをもとに本書を執筆してきました。

あなたの身近にもいる、密かに存在する口臭で悩む人の実態や口臭症専門外来について知っていただくことが大切だと考えたからです。明日はあなたかもしれないからです。

本書が口臭について、長く、密かに、誰にも相談できず孤独に悩む人々や、これからこの領域について研究や治療をしていこうとする医療関係者の福音になれば幸いです。

最後に、私に口臭の悩みを打ち明けてくださり、現在に至る口臭の研究や口臭症の治療方法の開発へのチャンスを与えてくださった、１９９７年の患者Aさんに感謝します。

２０１５年11月１日

本田俊一

※本書に掲載された情報は特記のない限り２０１５年11月１日現在のものです。
※本文中の写真は特記のないものを除いて著者の提供です。また写真に登場する人物は患者さんではなく、すべてモデルです。

■本田俊一（ほんだ　しゅんいち）
日本口臭学会常任理事・指導医、医療法人ほんだ歯科理事長・院長。1980年山口大学農学部獣医学科を卒業後、厚生省（現・厚生労働省）に入省。8年にわたり検疫業務に携わる。業務の傍ら大阪大学微生物病学研究所において腸管感染症の基礎研究も行なう。退官後、大阪大学歯学部に学士編入し、卒業後、歯科医院勤務を経て、1995年に、ほんだ歯科を開業し、1997年には医療法人ほんだ歯科を設立。歯科医師として臨床に携わることで口臭に悩む患者の多さを目の当たりにし、「口臭・口臭症」の研究に取り組む。2000年には口臭のデオドラント技術および口臭症治療に関するプロトコル「ほんだ式口臭治療」を確立。その後も治療に従事する一方で専門医やスタッフの育成に努める。口臭に関する第一人者であり、研究発表や講演はもとより、テレビ、雑誌などメディアでも活躍している。

誰も書かなかった口臭症治療のすべて
もう、口臭で悩まない！

2015年12月10日　初版第1刷発行

■著　者　本田　俊一
■発行者　川口　渉
■発行所　株式会社アーク出版
〒162-0843　東京都新宿区市谷田町2-23　第2三幸ビル
TEL.03-5261-4081　FAX.03-5206-1273
ホームページ http://www.ark-gr.co.jp/shuppan/
■印刷・製本所　三美印刷株式会社

ISBN978-4-86059-158-8